赤峰市经济作物系列丛书

CHIFENG CHANGYONG ZHONGYAOCAI TUPU

赤峰常用中药材图谱

岳玲 主编

内蒙古科学技术出版社

图书在版编目（CIP）数据

赤峰常用中药材图谱 / 岳玲主编. — 赤峰：内蒙古科学技术出版社，2020.11
ISBN 978-7-5380-3260-4

Ⅰ. ①赤… Ⅱ. ①岳… Ⅲ. ①中药材—赤峰—图谱 Ⅳ. ①R282-64

中国版本图书馆CIP数据核字（2020）第221567号

赤峰常用中药材图谱

主　　编：岳　玲
责任编辑：张继武
封面设计：永　胜
出版发行：内蒙古科学技术出版社
地　　址：赤峰市红山区哈达街南一段4号
网　　址：www.nm-kj.cn
邮购电话：0476-5888970
排　　版：赤峰市阿金奈图文制作有限责任公司
印　　刷：赤峰市天海印务有限公司
字　　数：193千
开　　本：787mm×1092mm　1/16
印　　张：9.5
版　　次：2020年11月第1版
印　　次：2020年11月第1次印刷
书　　号：ISBN 978-7-5380-3260-4
定　　价：60.00元

如出现印装质量问题，请与我社联系。电话：0476-5888926　5888917

编委会

序　言

　　赤峰市地处欧亚草原区和东亚阔叶林区的接触过渡带,与我国华北、东北、大兴安岭和蒙古植物区交错分布。这里不仅哺育了北方游牧民族,也创造了闻名遐迩的红山文化——农耕文明。这里地理位置独特,中温带半干旱大陆性季风气候孕育了属于这片土地的特色野生植物资源和多样栽培作物种类,这些植物资源和栽培作物种类在漫长的历史长河中,已经并正在为区域社会经济发展进步提供宝贵的财富。为让更多的人充分认识这些植物的生物学特性及价值功用,欣赏这些植物的美,以此来引导人们热爱大自然,热爱身边的一花一草一木,进一步激发人们重视野生资源保护与科学开发的自觉性,赤峰市经济作物工作站组织行业科技人员,对多年来在赤峰地区采集的重要花卉、蔬菜、果树、中药材等资源进行了收集与整理,编写了包括《赤峰野生花卉图谱》《赤峰蔬菜图谱》《赤峰果树图谱》《赤峰常用中药材图谱》等分册的《赤峰市经济作物系列丛书》。

　　《赤峰野生花卉图谱》收录了赤峰地区有较高观赏价值的野生花卉55科164属。全书采用较为直观、易懂、实用的克朗奎斯特分类法,每种花卉都配有1~4张实地拍摄的彩色照片,并简要介绍了拍摄时间地点、形态特征和生长环境,还介绍了它的主要功用。《赤峰蔬菜图谱》按照蔬菜农业生物学分类法,把赤峰地区60余种常年栽培的蔬菜作物,按10个蔬菜大类进行系统编排,从蔬菜形态特征、生长习性、栽培要点等方面进行简要叙述,以图片的形式对蔬菜形态特征进行辅助说明。内容通俗易懂,直观性强,具有较强的科学性、适用性、针对性、可靠性,特色鲜明。《赤峰果树图谱》以赤峰市目前大面积栽植的近30种果树各生长期实地拍摄图片为主,每种果树都分类至科属,并对其形态特征、栽培要点及功用价值都做了简要介绍。本书按果实构造进行了分类编排,有利于广大读者对它们有清晰的认识和进行科学的栽培管理。《赤峰常用中药材图谱》收载了赤峰地区家种及野生中药材100余种,全书按照药用部位分类,对别名、分类、形态、生境、栽培技术(家种)、功效等进行简要阐述,并配有彩色图片,直观性强,便于读者对赤峰常见野生中药材的认知和家种中药材的栽培管理。

　　该系列丛书图文并茂,融知识性、普及性和欣赏性于一体,雅俗共赏。相信这套丛书的出版,将有助于提高读者对赤峰地区野生花卉、蔬菜、果树和中药材的了解和认识,有助于普及野生花卉、蔬菜、果树和中药材基础知识,有助于人们更加珍爱自然环境,实现人与自然和谐相处。

　　我和赤峰市经济作物工作站的同志们交往多年，他们是一群特别有责任担当和勤奋的人，他们在赤峰经济作物产业发展中，特别是在赤峰设施园艺产业发展中做出了卓有成效的贡献。因此，在此套丛书完稿后他们邀我为其作序时，我作为一名设施园艺科技战线上的老战士，没有理由不欣然应允。在此，我祝愿此套丛书能够得到广大读者的喜爱，也祝愿赤峰经济作物产业，特别是设施园艺产业有更大的发展，还祝愿赤峰这片神奇的土地进一步发展成为山清水秀景色美的人间幸福家园。

院士：

前　言

　　蔬菜瓜果与我们的生活密不可分, 但人们往往只认知蔬菜瓜果食用部分, 很少认知整体。例如, 只认识常吃的豆荚, 不认识菜豆的花和整个植株; 只认识吃的西瓜, 却不认识花和瓜秧。作为农业战线上的园艺科技人员, 我们在做好园艺作物栽培技术指导的同时, 感到有责任、有义务普及蔬菜、瓜果、花卉、中药材等植物的整体认知性和欣赏这些植物的美, 以引导人们对自然界中植物的热爱。编者把多年来在具体工作中拍摄的野生花卉、蔬菜、果树、中药材等经济作物的照片收集整理, 以图文并茂的形式编写了此系列丛书。本系列丛书包括《赤峰蔬菜图谱》、《赤峰果树图谱》、《赤峰野生花卉图谱》、《赤峰常用中药材图谱》等分册。

　　自古以来, 中药材就是人们预防和治疗疾病的根本, 对中华民族的繁衍昌盛发挥了重要作用。中药材在我们日常使用中大多以加工好的入药部位、饮片和中成药的形式出现, 所以人们对中药材的整体认知更少。

　　我们经过精心选择整理, 将赤峰境内实地拍摄的家种中药材和野生中药材汇编成了《赤峰常用中药材图谱》。本书按照药用部位分类, 将收载的赤峰地区家种及野生中药材100余种分成了根茎类、根类、果实类、种子类、花类、菌类、皮类、全株类及种子类。本书参考《中华人民共和国药典》和《中国植物志》等书籍, 正文按照别名、分类、形态、生境、栽培(家种)、功效等进行简要阐述。本书在编写过程中, 得到了沈阳农业大学园艺团队的大力支持, 特别是李天来院士给予了亲切鼓励和支持, 并亲自作序; 也得到了内蒙古经济作物工作站和赤峰市农牧局领导的大力支持, 在此一并表示诚挚的感谢!

　　此系列丛书图片和文字较多, 由于编者水平有限, 书中疏漏和错误之处在所难免, 敬请广大读者批评指正, 以便修订时改正。

编者

2020年10月于赤峰

目 录

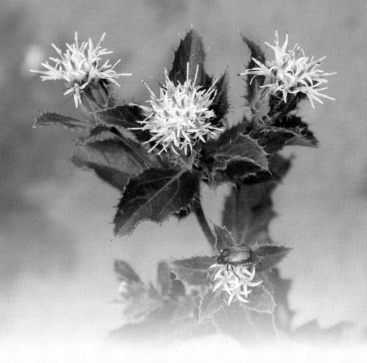

根茎类

百 合

别名：野百合、喇叭筒、山百合、药百合。

分类：百合（*Lilium brownii* var. *viridulum* Baker.）属百合科百合属。

形态：多年生草本，高60~100厘米。鳞茎球状，先端常开放如荷花状。茎直立，圆柱形，常有褐紫色斑点。叶互生；无柄；叶片线状披针形至长椭圆状披针形，先端渐尖，基部渐狭，全缘或微波状，叶脉5条，平行。花单生至数朵生于茎端；总状花序，花冠较大，花筒较长，呈漏斗形喇叭状，6裂，无萼片。蒴果长卵圆形，室间开裂，绿色；种子多数。花期6—8月，果期9月。

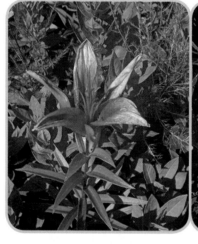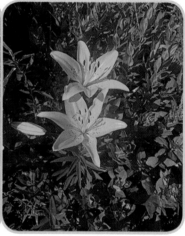

生境：生长于土壤深肥的林边或草丛中。喜凉爽，较耐寒。高温地区生长不良。喜干燥，怕水涝。

栽培：鳞片繁殖，秋季采挖鳞茎，剥取里层鳞片，选肥大者在1：500的苯菌灵或克菌丹水溶液中浸泡30分钟，取出，阴干，基部向下插入苗床内，第2年9月挖出，按行株距15厘米×6厘

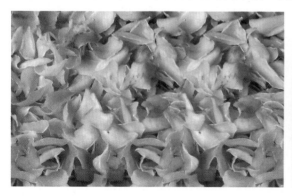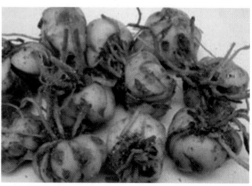

米移栽，经2~3年培育可收获。小鳞茎繁殖，采收时，将小鳞茎按行株距15厘米×6厘米栽种。苗齐后、5月中旬各中耕除草1次，同时追肥、培土。5月下旬去顶，并打珠芽，6—7月孕蕾期间，及时摘除花茎。多雨季节，注意排水。经2年培育可收获。注意防治病毒病和立枯病。

功效：鳞茎入药。味甘，性寒。润肺止咳，清心安神。

半　夏

别名：地珠半夏、土半夏、扣子莲、小天南星。

分类：半夏［*Pinellia ternata*（Thunb.） Breitenb.］属天南星科半夏属。

形态：多年生草本。幼苗为单叶，卵状心形，2~3年后生3小叶的复叶；叶柄长10~25厘米，基部有珠芽。花单性同株，花序柄长于叶柄，佛焰苞绿色，下部细管状；雌花生于花序下部，雄花生于上部，花序顶端附属器青紫色，伸于佛焰苞外，呈鼠尾状。浆果卵状椭圆形，绿色。花期5—7月，果期8—9月。

生境：宜选湿润肥沃、保水保肥力较强、质地疏松、排灌良好、呈中性反应的沙质壤土或壤地种植，也可选择半阴半阳的缓坡山地种植。

栽培：结合翻地亩施农家肥2000千克、过磷酸钙50千克或磷酸二铵15千克。栽前整地做畦，畦宽1.2米，高20厘米。3月栽植，栽前浇透水，块茎用5%草木灰液或50%多菌灵1000倍液或0.005%高锰酸钾液浸泡块茎2～4小时,晾干后将块茎按大小分别栽植,行距16～20厘米,株距6～10厘米,深5厘米,每穴栽2块,覆土3～5厘米。生长期不可缺水。6、7月在第一代、二代珠芽形成期,即叶柄下部内侧珠芽形成50%时追肥,之后培土至珠芽盖严。一般需追肥培土2～3次,并及时摘除花蕾。注意防治叶斑病、红天蛾。

功效:块茎入药。味辛,性温,燥湿化痰,降逆止呕,消痞散结。用于痰多咳喘、痰饮眩悸、风痰眩晕、痰厥头痛。

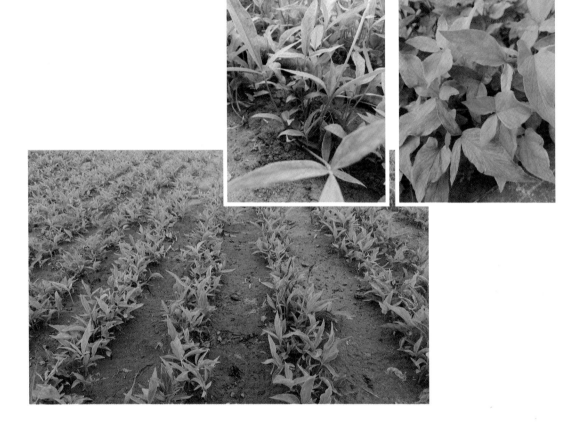

苍 术

别名:赤术、青术、仙术。

分类:苍术 [*Atractylodes lancea* (Thunb.) DC.]属菊科苍术属。

形态:多年生草本。根状茎平卧或斜升,肥大呈结节状,着生多数等粗等长或近等长的不定根。茎高30~50厘米,不分枝或上部稍分枝。叶革质,无柄,倒卵形或长卵形,不裂或3~5羽状浅裂,顶端短尖,基部楔形至圆形,边缘有不连续的刺状牙齿。头状花序顶生;基部的叶状苞片披针形,羽状裂,片刺状;总苞杯状,总苞片7~8层,有微毛,外层长卵形;花筒状,白色。瘦果倒卵圆状,被稠密的顺向贴伏的白色长直毛,有时变稀毛。冠毛刚毛褐色或污白色,羽毛

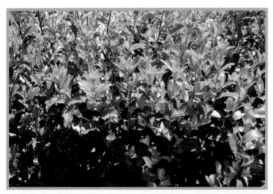
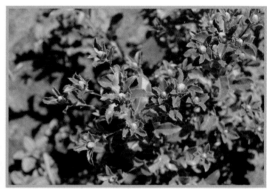
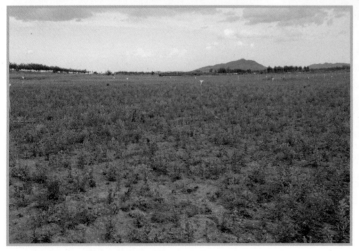
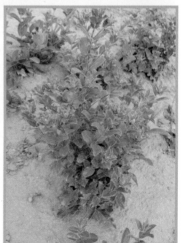

状，基部连合成环。花果期6—10月。

　　生境：生于山坡灌丛、草丛、林下及岩缝中。

　　功效：以根、茎入药。味辛、苦，性温。燥湿健脾，祛风散寒，明目，辟秽。

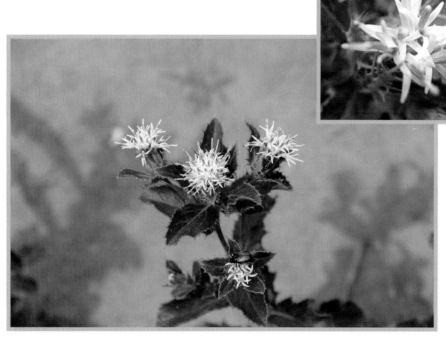

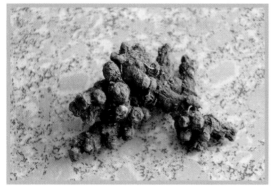

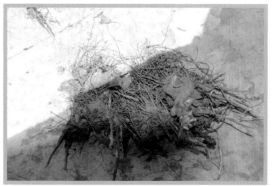

黄　精

别称: 黄鸡菜、龙衔、白及、兔竹、垂珠、鹿竹、苟格、马箭。

分类: 黄精(*Polygonatum sibiricum*)属百合科黄精属。

形态: 多年生草本。根茎圆柱状, 茎高50~90厘米, 有时呈攀缘状。叶轮生, 条状披针形, 先端拳卷或弯曲成钩。花序伞形状, 乳白色至淡黄色。浆果黑色, 具4~7颗种子。花期5—6月, 果期8—9月。

生境: 生于海拔800~2800米的林下、灌丛或山坡阴处。

栽培: 可育苗移栽或根状茎繁殖。播种前每亩撒施农家肥2000千克, 深翻, 耙细, 整平, 做畦。按株距15厘米, 行距25厘米, 深5厘米栽植, 覆土后稍加镇压并浇水。每年4、6、9、11月各中耕除草1次, 结合中耕除草进行追肥, 前3次中耕后每亩施用1500千克农家肥, 与50千克过磷酸钙和50千克饼肥混匀后于行间开沟施入, 施后覆土盖肥。3~4年后秋季待地上部枯萎后挖出根茎。黄精忌水和喜荫蔽, 应注意排水和间作玉米等作物遮阴。

功效: 根茎入药。味甘, 性平。滋阴润肺, 补脾益气, 抗菌抗病毒, 降压降脂降糖。

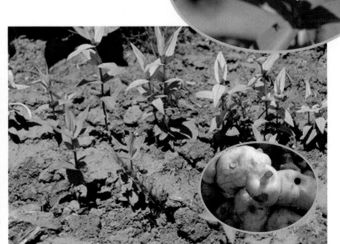

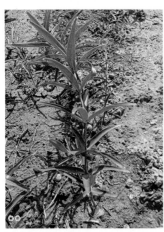

根茎类

辽藁本

别名：北藁本、香藁本、西芎、野芹菜、土芎。

分类：辽藁本（*Ligusticum jeholense*）属伞形科藁本属。

形态：多年生草本。根圆锥形，分叉，表面深褐色，根茎较短。茎直立，圆柱形，中空，具纵条纹。叶具柄，叶片宽卵形，三出式羽状全裂。复伞形花序顶生或侧生，花瓣白色，长圆状倒卵形。花期8月，果期9—10月。

生境：生于海拔1250~2500米的林下、草甸及沟边等阴湿处。

栽培：播前先每亩施农家肥3000千克，尿素20千克，磷钾肥50千克，整地做畦。采用种子繁殖或根芽繁殖。畦面开浅沟撒入种子，覆土，浇水保墒。齐苗后中耕除草，旱浇涝排。立秋前后追肥一次：每亩追施尿素10千克，磷酸二氢钾10千克。2~3年后秋季地上茎叶枯萎后，刨出地下根茎，去净泥土，晒干或烘干。

功效：根入药。味辛，性温。发表散寒，祛风胜湿，止痛。治感冒、疼痛、风湿。

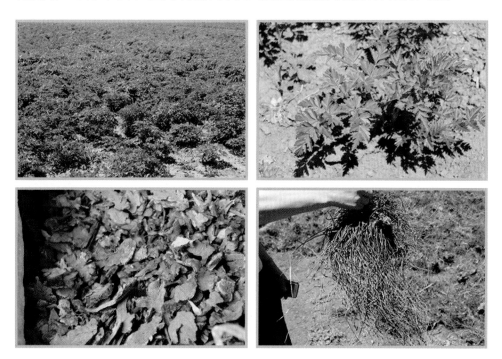

美人蕉

别名:红艳蕉、小花美人蕉、小芭蕉。

分类:美人蕉(*Canna indica* L.)属美人蕉科美人蕉属。

形态:多年生草本,高达1.5米,全株绿色无毛,被蜡质白粉。具块状根茎。地上枝丛生。单叶互生,具鞘状叶柄,叶片卵状长圆形。总状花序,花单生或对生;萼片3,绿白色,先端带红色;花冠红色,外轮退化雄蕊2~3枚,鲜红色;唇瓣披针形,弯曲。蒴果长卵形,绿色。花、果期3—12月。

生境:喜温暖湿润气候,不耐霜冻,不耐寒。对土壤要求不严,能耐瘠薄,在肥沃、湿润、排水良好的土壤中生长较好。

功效:以根茎入药。味甘、淡,性凉。清热利湿,舒筋活络,安神降压。治黄疸肝炎、风湿麻木、外伤出血、跌打损伤、子宫下垂、心气痛。

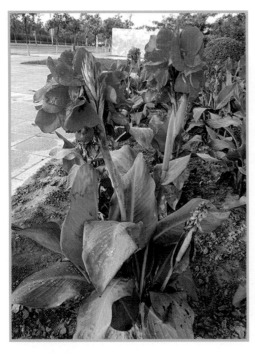
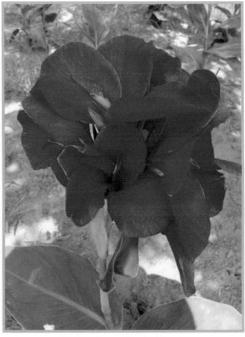

山 丹

别名: 红百合、连珠、红花菜、红花百合、山百合、细叶百合。

分类: 山丹 (*Lilium pumilum* DC.) 属百合科百合属。

形态: 多年生草本, 高40～60厘米。鳞茎卵球形, 白色, 长约2厘米, 具少数鳞片, 鳞片卵形或阔椭圆状披针形, 无关节, 先端膜质。茎细, 直立, 绿色。叶无柄, 线形或线状披针形, 中部以上较狭, 先端尖。花单生, 单一或在茎顶分三四枝, 各生一花; 花直径5～7.5厘米, 鲜红色; 花被6片, 披针形, 不反卷, 基部内侧具黑紫色斑点; 雄蕊6, 较花被短, 花药大, 细长圆形; 雌蕊1, 子房上位, 3室, 无花柱。蒴果长圆状椭圆形, 长约2厘米, 具钝棱, 顶端平坦; 种子近圆形, 扁平。花期6—7月, 果期8—9月。

生境: 生长在山坡、丘陵、草地、灌木丛中或林间隙地, 多散生。

功效: 以根茎入药。味甘苦, 性凉。鳞茎养阴润肺, 清心安神。用于阴虚久咳、痰中带血、虚烦惊悸、失眠多梦、精神恍惚。花, 主活血。蕊, 敷疔疮恶肿。

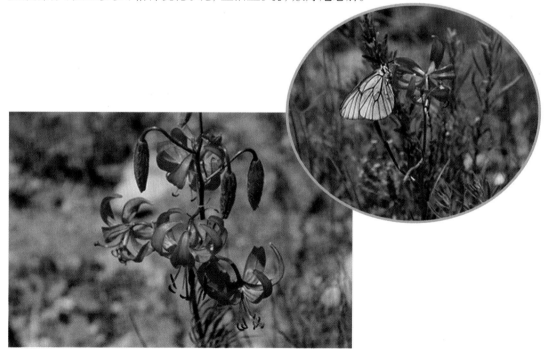

射 干

别名：乌扇、扁竹、山蒲扇、野萱花、蝴蝶花。

分类：射干 [*Belamcanda chinensis*（L.）Redouté] 属鸢尾科射干属。

形态：多年生草本。根状茎为不规则的块状，斜伸，黄色或黄褐色，须根多数，带黄色。茎直立，实心。叶互生，嵌叠状排列，剑形。花序顶生，叉状分枝，每分枝的顶端聚生数朵花，橙红色，散生紫褐色的斑点。蒴果倒卵形或长椭圆形，黄绿色，常残存凋萎的花被；种子圆球形，黑紫色，有光泽。花期6—8月，果期7—9月。

生境：生于海拔较低的林缘或山坡草地。

栽培：播种前催芽，底肥每亩施农家肥3500千克，加过磷酸钙20千克。按株行距25厘米×30厘米开沟定穴播种，播后覆土压实，适量浇水，盖草保湿保温。苗高6厘米时移栽，第一年中耕除草4次，每年追肥3次，7月植株抽薹时须及时摘薹。栽种后2~3年秋季地上部枯萎后采收。

功效：根状茎入药。味苦，性寒，微毒。清热解毒，消痰利咽，消瘀散结。

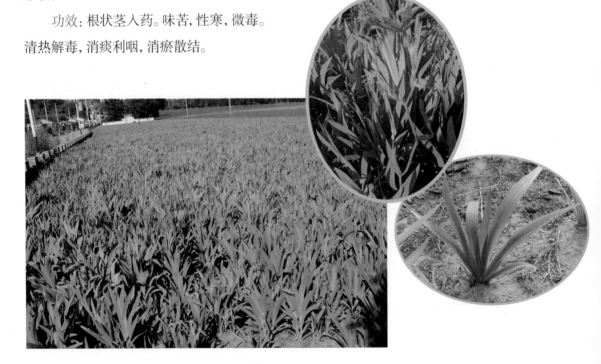

土大黄

别名：吐血草、箭头草、救命王、金不换、红筋大黄。

分类：土大黄（*Rumex obtusifolius* L.）属蓼科酸模属。

形态：多年生草本。根肥厚且大，黄色。茎粗壮直立，高约1米，绿紫色，有纵沟。根出叶长大，具长柄；托叶膜质；叶片卵形或卵状长椭圆形，长15~30厘米，宽12~20厘米，先端钝圆，基部心形、全缘，下面有小瘤状突起；茎生叶互生，卵状披针形，至上部渐小，变为苞叶。圆锥花序，花小，紫绿色至绿色，两性，轮生而作疏总状排列；花被6，淡绿色，2轮，宿存，外轮3片披针形，内轮3片随果增大为果被；雄蕊6；子房1室，具棱，花柱3，柱头毛状。瘦果卵形，具3棱，茶褐色；种子1粒。花、果期5—7月。

生境：生于原野山坡边。喜湿润环境，耐寒也耐干旱。

功效：根茎入药。味苦辛，性凉。清热解毒，止血，祛瘀，通便，杀虫。

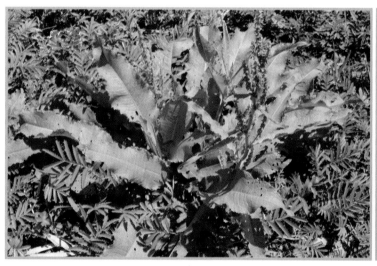
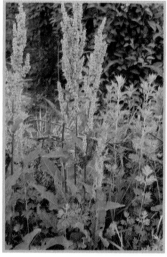

知 母

别名：蒜瓣子草、地参、蚳母、连母、野蓼。

分类：知母（*Anemarrhena asphodeloides* Bunge）属百合科知母属。

形态：多年生草本。根状茎为残存的叶鞘所覆盖。叶细长近丝状，基部渐宽而成鞘状。花葶比叶长得多，总状花序，花粉红色、淡紫色至白色，苞片卵形或卵圆形。蒴果狭椭圆形，顶端有短喙；种子长7~10毫米。花果期6—9月。

生境：生于海拔1450米以下的山坡、草原和杂草丛中或路旁较干燥向阳地边，土壤多为黄土及腐殖质壤土。喜温暖，耐干旱。

栽培：直播或根茎繁殖均可。结合整地亩施农家肥1500千克，作宽1.2米的畦。播种前用温水浸种24小时，捞出稍晾干后，按行距15~20厘米开沟播种。苗高2~3厘米时，间去弱苗和密苗，拔除杂草，松土；苗高6厘米时按株距10厘米定苗，每亩追施人畜粪水1500千克或尿素6千克，施后浇一遍水。后期每亩施尿素10千克，氯化钾7千克，或施复合肥20千克。第二年及时剪去花葶。

功效：干燥根状茎入药。性苦寒。滋阴降火，润燥滑肠，利大小便。

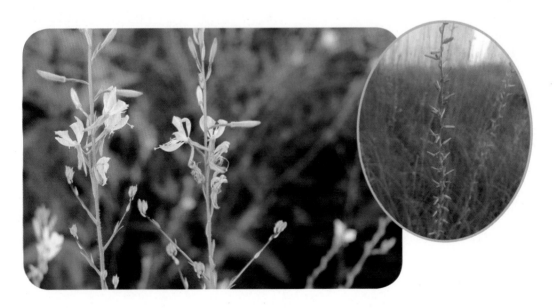

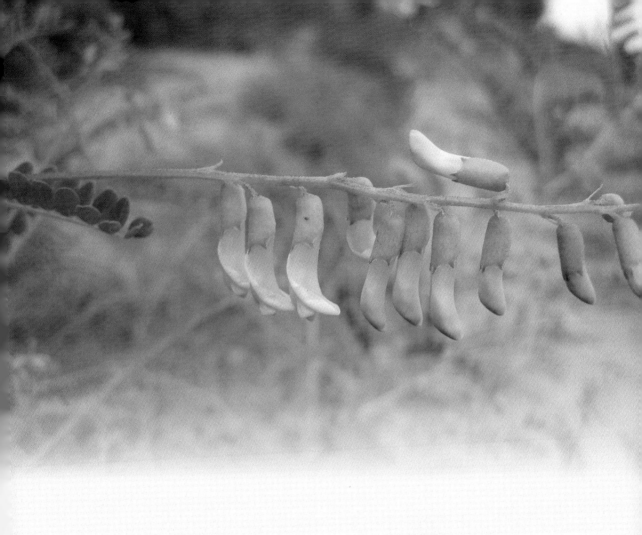

根　类

白头翁

别名: 奈何草、粉乳草、白头草、老姑草。

分类: 白头翁［*Pulsatilla chinensis*（Bunge.）Regel］属毛茛科白头翁属。

形态: 多年生草本。株高15~35厘米, 全株密被白色长毛。主根较肥大, 圆柱形, 表面黄棕色。叶基生, 花期时较小, 果期后增大; 叶柄长, 3出复叶, 小叶再分裂, 裂片倒卵形。花先于叶开放, 单花顶生, 蓝紫色。瘦果多数, 聚成头状。花期3—5月, 果期5—6月。

生境: 生于山野、荒坡及田野间。

功效: 根入药。味微苦, 性寒。清热解毒, 凉血止痢。

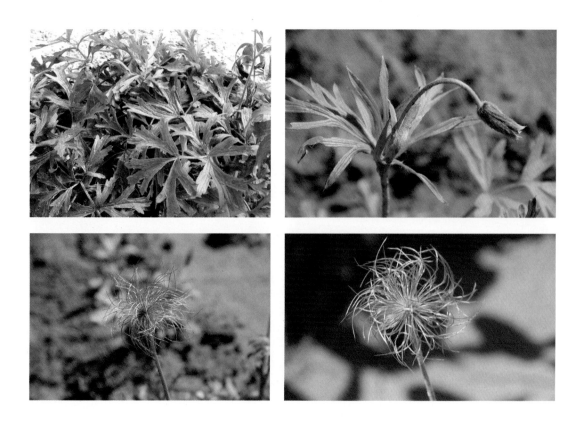

板蓝根

别名: 菘蓝、山蓝、大青。

分类: 板蓝根 [*Isatis indigotica* Fort.] 属十字花科菘蓝属。

形态: 二年生草本。主根深长, 外皮灰黄色。茎直立。叶互生, 基生叶较大, 具柄, 叶片长圆状椭圆形, 茎生叶长圆形至长圆状倒披针形。阔总状花序, 花小, 无苞, 花梗细长; 花萼绿色, 花瓣黄色。长角果长圆形, 扁平翅状。花期5月, 果期6月。

生境: 喜光照, 耐寒、怕涝, 喜温暖的沙质壤土, 生长于海拔600~2800米高地。

栽培: 秋季亩施农家肥2000千克、复合肥 (15-15-15) 50千克, 随耕地深翻35厘米, 整平耙细。5月中下旬按行距20~25厘米, 开2~3厘米浅沟, 条播, 覆土1~1.5厘米, 稍镇压, 亩播种量2千克。幼苗期保持土壤湿润, 叶子即将封垄时不旱不浇水, 生长中后期尽量少浇水。苗高7厘米时, 按株距6~8厘米间苗定株。间苗时人工除草一次, 苗高15厘米时第2次人工除草,

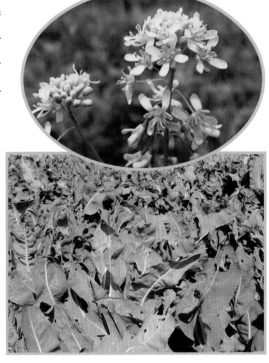

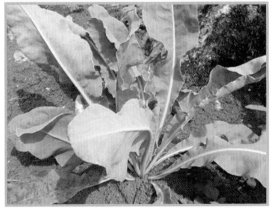

以后每隔15天除草一次。间苗后，每亩结合浇水追施有机水溶肥20千克或尿素5千克。8月中下旬收割大青叶，10月上旬上冻前采收根。注意防治白粉病、灰霉病，小菜蛾。

功效：根、叶入药。味苦，性寒。归心、胃二经。清热解毒，凉血利咽。

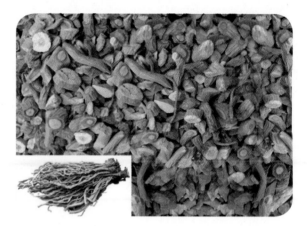

北柴胡

别称：竹叶柴胡、硬苗柴胡、韭叶柴胡。

分类：北柴胡（*Bupleurum chinense* DC.）属伞形科柴胡属。

形态：多年生草本，高达85厘米。主根坚硬，较粗大，棕褐色。茎表面有细纵槽纹，实心。基生叶倒披针形或狭椭圆形，顶端渐尖，基部收缩成柄，叶表面鲜绿色，背面淡绿色，常有白霜。复伞形花序，花序梗细，成疏松的圆锥状；总苞片甚小，狭披针形，花瓣鲜黄色，上部向内折，中肋隆起，花柱基深黄色。果广椭圆形，棕色。9月开花，10月结果。

生境：生于较干燥的山坡、林缘、林中隙地、草丛及路旁。

栽培：直播或育苗移栽。提前浸种，用草木灰拌匀，按行距30厘米条播或按株距25厘米穴播，覆土、盖麦秆后浇水。苗高10厘米时间苗，每隔10~15天施清淡肥水一次，延续施2~3次，苗高

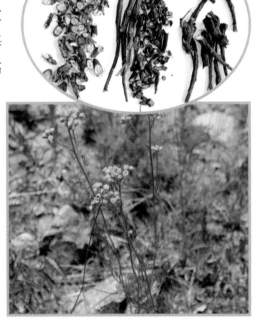

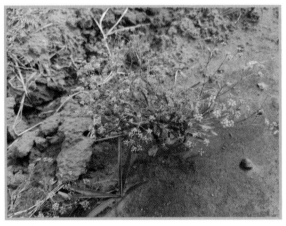

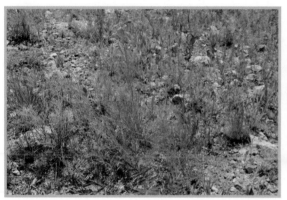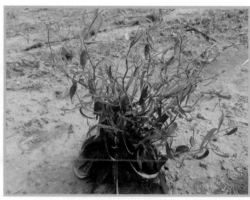

33厘米时，培土并施较浓的人粪尿水。第2年，中耕除草施肥2~3次，8—10月及时摘除花蕾和花薹。

功效：根入药。味辛、苦，微寒。疏肝利胆，疏气解郁，散火退热，止疟疾。

北沙参

别名: 莱阳参、海沙参、银沙参、辽沙参。

分类: 北沙参(*Glehnia littoralis* Fr. Schmidt ex Miq.)属伞形科珊瑚菜属。

形态: 多年生草本。根细长, 圆柱形或纺锤形, 表面黄白色。茎较短, 分枝, 地下部分伸长。叶多数基生, 厚质, 有长柄, 叶片圆卵形, 羽状分裂。复伞形花序顶生, 密生浓密的长柔毛, 无总苞片; 小总苞数片, 线状披针形, 花白色。果实近圆球形或倒广卵形, 密被长柔毛及绒毛, 果棱有木栓质翅。花果期6—8月。

生境: 生长山坡荒地或栽培。

栽培: 施腐熟农家肥、饼肥, 深翻40~50厘米, 做平畦。将种子果翅放到25℃的温水中浸泡4小时捞出稍凉, 混拌2/3湿沙, 然后冷冻, 春天解冻后下种。春播按行距20厘米, 划0.5厘米深的浅沟, 条播, 播种后覆土浇水。亩用种4~5千克。及时中耕除草。苗3片真叶, 按株距4~5厘米间苗。春季干旱酌情浇水, 保持地面湿润。生长后期地面忌积水, 苗期现蕾及时摘除。病虫害主要为

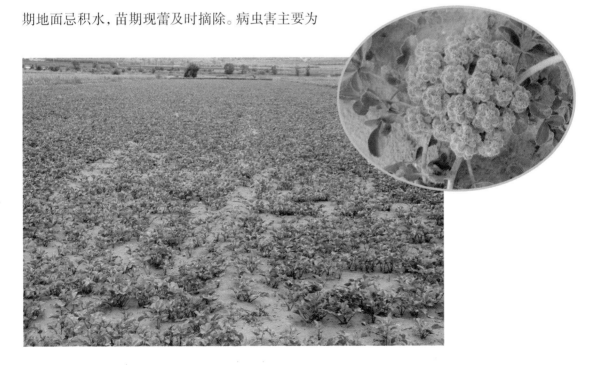

锈病和根结线虫。

功效：根入药。味甘、微苦，性微寒。养阴清肺，益胃生津，镇咳祛痰。

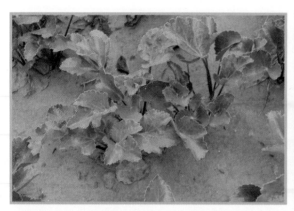
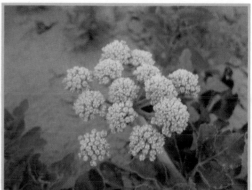

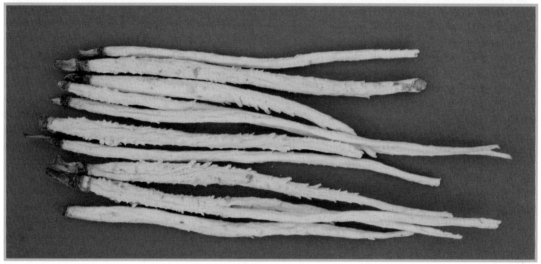

赤芍

别名: 山芍药、赤芍药、木芍药、红芍药、毛果赤芍。

分类: 赤芍 (*Paeonia lactiflora* Pall.) 属毛茛科芍药属。

形态: 多年生草本, 无毛。根肥大, 纺锤形或圆柱形, 黑褐色。茎直立, 上部分枝。叶互生, 有长柄; 茎下部叶为二回三出羽状复叶, 枝端为单叶; 小叶狭卵形、披针形或椭圆形, 边缘具软骨质小齿。花顶生并腋生; 萼片4, 微紫红色; 花瓣6~9, 白色; 雄蕊多数; 心皮4~5, 无毛或密被白毛。蓇葖果卵形, 先端外弯成钩状。花期5—6月, 果期6—8月。

生境: 喜光照, 耐旱。以土质肥沃、土层深厚、疏松、排水良好的沙质壤土为好, pH中性、稍偏碱性均可。

栽培: 整地深翻35厘米以上, 每亩施生物有机肥400~600千克, 旋耕耙细, 深度20~30厘米。将当年采收的新种子用清水浸泡72小时。9—10月做畦, 高10~15厘米, 宽1.3米, 间距25厘米。按行距8~10厘米, 深度3~4厘米播种, 覆土4~5厘米, 每亩播种量80千克。1~2年移栽。4—5月移栽, 垄距50厘米, 垄上开沟深8~10厘米, 按株距30厘米栽植沟内, 覆土6~8厘米压实, 每亩移栽4500株。视土壤墒情进行灌溉, 多雨季节, 及时排水。每年每亩追施500~800千

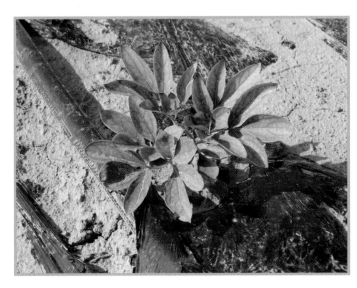
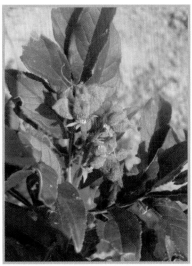

克生物有机肥。生长期除草,夏季高温期,培土抗旱,入冬前清理枯枝残叶并培土。注意防治灰霉病、锈病。

功效:根入药。味苦,性微寒。清热凉血,散瘀止痛。

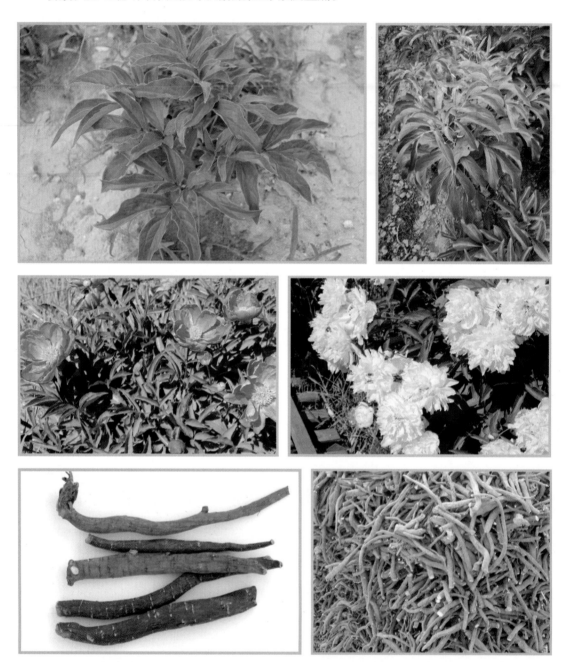

大丽花

别名：天竺牡丹、大理花、西番莲、洋芍药。

分类：大丽花（*Dahlia pinnata* Cav.）属菊科大丽花属。

形态：多年生草本。有巨大棒状块根。茎直立，多分枝，高1.5~2米，粗壮。叶1~3回羽状全裂，裂片卵形或长圆状卵形，下面灰绿色，两面无毛。头状花序大，有长花序梗，下垂，宽6~12厘米；总苞片外层卵状椭圆形，叶质，内层膜质，椭圆状披针形；舌状花1层，白色、红色或紫色，卵形，顶端有不明显的3齿，或全缘；管状花黄色。瘦果长圆形，长9~12毫米，宽3~4毫米，黑色，扁平，有2个不明显的齿。花期6—12月，果期9—10月。

生境：全国各地庭园中普遍栽培。大丽花喜半阴、凉爽的气候，但不耐霜，霜后茎叶立刻枯萎。

栽培：分根和扦插繁殖为主要繁殖方法。整地深翻前每亩施过磷酸钙125千克作基肥，另加50%地亚农0.5千克土壤消毒，土壤深翻15厘米左右，整细耙平，做2米宽畦，沟深20厘米栽植。生根后不宜深中耕，以免伤害块根，并可防止发生草害。因植株多汁柔软，需立支架，以免茎叶折断。小花品种苗高15厘米时打顶，使植株矮壮多开花，花谢后及时摘掉，可延长花期。大丽花为喜肥植物，必须有充足的肥料供给，否则花朵变小，色泽暗淡，观赏性降低。根据生长情况，追施饼肥4~5次，宜施薄肥，夏季高温超过30℃时禁止施肥。

功效：以根入药。味甘、辛，性平。清热解毒，消肿，活血散瘀。治跌打损伤，用于头风、脾虚食滞、疟腮、龋齿牙痛。

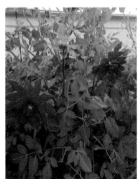
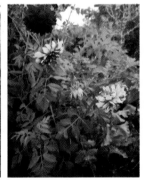
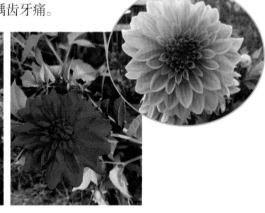

丹 参

别名: 紫丹参、红根、血参根、大红袍。

分类: 丹参 (*Salvia miltiorrhiza* Bunge) 属唇形科鼠尾草属。

形态: 多年生直立草本。根肥厚, 肉质, 外面朱红色, 内面白色。茎直立, 四棱形, 具槽, 密被长柔毛, 多分枝。叶常为奇数羽状复叶, 卵圆形或宽披针形。轮伞总状花序6花或多花, 顶生或腋生; 花萼钟形, 带紫色, 花冠紫蓝色。小坚果黑色, 椭圆形。花期4—8月, 花后见果。

生境: 生于海拔120~1300米的山坡、林下草丛或溪谷旁。

栽培: 播前每亩施农家肥2000千克, 深耕30厘米以上, 做畦。采用直播和育苗均可, 播后覆土1厘米。苗高6厘米时按株行距30厘米×40厘米间苗, 中耕除草。生长期追肥2~3次, 每亩施腐熟粪肥1000~2000千克、过磷酸钙10~15千克或饼肥25~50千克。及时摘除花蕾, 次年地上部枯萎或翌年春萌发前采挖。

功效: 根入药。味苦, 性微寒。活血通络, 祛瘀止痛, 凉血消痈, 清心安神。

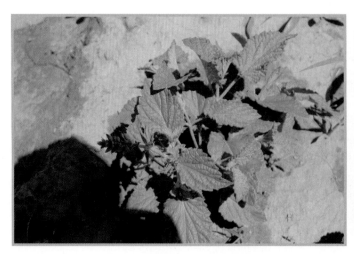
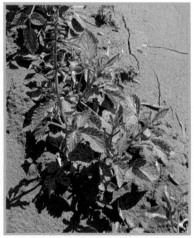

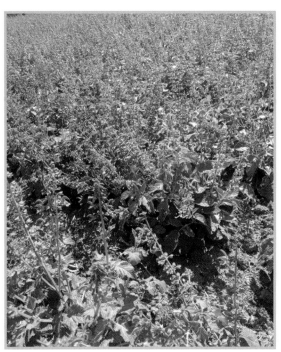 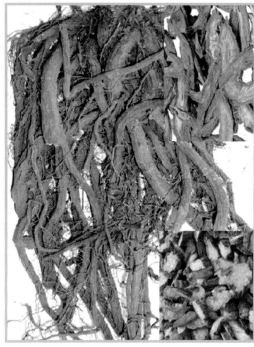

党 参

别名: 防风党参、黄参、防党参、上党参、黄党。

分类: 党参 [*Codonopsis pilosula* (Franch.) Nannf.] 属桔梗科党参属。

形态: 多年生草质藤本, 具臭味。根纺锤状或纺锤状圆柱形, 表面灰黄色, 上端有细密环纹。茎缠绕长1~2米。叶互生, 有疏短刺毛, 叶片卵形或狭卵形。花单生于枝端, 与叶柄互生或近于对生, 有梗。蒴果下部半球状, 上部短圆锥状; 种子多数, 卵形, 无翼, 细小, 棕黄色, 光滑无毛。花果期7—10月。

生境: 喜温和凉爽气候, 耐寒, 根部能在土壤中露地越冬, 多生于海拔1500~3100米的山地林边及灌丛中。幼苗喜潮湿、荫蔽, 怕强光, 大苗至成株喜阳光充足。适宜在土层深厚、排水良好、土质疏松、富含腐殖质的沙质壤土栽培。

栽培: 播前用40~45℃温水浸泡种子, 待水温降至不烫手后再浸泡5分钟。种子装入纱布袋内, 每隔3~4小时用15℃温水淋一次, 种子裂口时即可播种。播后保温和防止日晒, 苗高10厘米时逐渐拆除覆盖物, 保持土

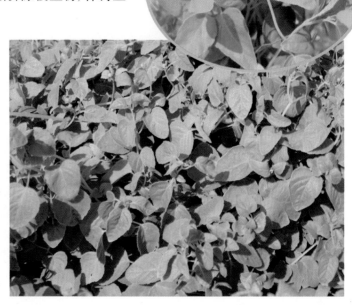

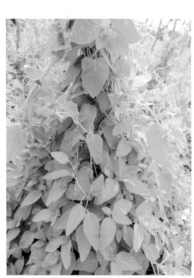

壤湿润。生长一年后，春季或秋季，按行距20~30厘米，深16~18厘米，株距7~10厘米移栽，盖土以超过芦头7厘米为宜，填实。出苗后松土除草。定植成活后，苗高15厘米左右，亩追肥1000~1500千克。定植灌水，雨季及时排水。苗高30厘米时，设立支架。主要病虫害为锈病、根腐病、地老虎、蛴螬、蚜虫等。

功效：根入药。味甘，性平。补中益气，和胃生津，祛痰止咳。用于脾肺气虚、食少倦怠、咳嗽虚喘、气血不足、面色萎黄、心悸气短、津伤口渴、内热消渴。

根
类

地　榆

别名：黄爪香、山地瓜、猪人参、血箭草。

分类：地榆（*Sanguisorba officinalis* L.）属蔷薇科地榆属。

形态：多年生草本。高30～120厘米。根粗壮，多呈纺锤形，稀圆柱形，表面棕褐色或紫褐色，有纵皱及横裂纹，横切面黄白或紫红色，较平正。茎直立，有棱，无毛或基部有稀疏腺毛。基生叶为羽状复叶，有小叶4～6对，叶柄无毛或基部有稀疏腺毛；小叶片有短柄，卵形或长圆状卵形。花小，暗紫色，密集成长椭圆形穗状花序。果实包藏在宿存萼筒内，外面有斗棱。花果期7—10月。

生境：生长在草原、草甸、山坡草地、灌丛中、疏林下，海拔30～3000米。

功效：根入药。性微寒。凉血，止血。主治便血、血痢和妇女带下、血崩等。

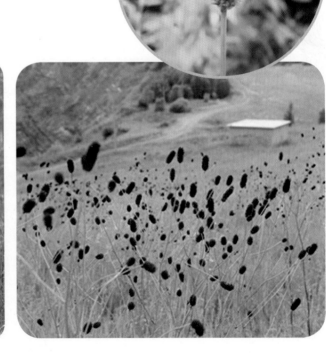

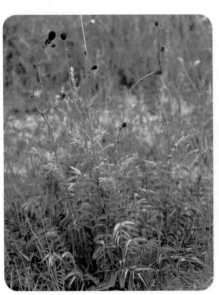

防 风

别名：关防风、东防风、口防风、旁风。

分类：防风［*Saposhnikovia divaricata* (Turcz.) Schischk.］属伞形科防风属。

形态：多年生草本。高30~80厘米。根细长圆柱形，淡黄棕色。茎单生，分枝与主茎近于等长。基生叶丛生，叶柄扁长，基部宽叶鞘，叶片卵形或长圆形，二回或三回羽状分裂。复伞形花序，生于茎和分枝，伞无毛，小伞形花序有花4~10；花瓣倒卵形，白色，无总苞片，小总苞片线形或披针形。双悬果狭圆形或椭圆形，长4~5毫米，宽2~3毫米，胚乳腹面平坦。花期8—9月，果期9—10月。

生境：耐寒、耐干旱，多生长于草原、丘陵、多砾石山坡。宜栽培在地势高燥向阳，土层疏松、肥沃、深厚、排水良好的沙质壤土上。

栽培：土地深翻耙细，亩施农家肥2000千克。春季地温≥15℃时机械播种、覆土、覆膜，行距20厘米，深3~5厘米，亩播2千克。6月前进行多次除草。苗高5厘米时，按株距10厘米间苗；苗高10~13厘米时，按30厘米株距定苗。丛生叶封垄前亩追施腐熟饼肥50千克或尿素5~10千克加磷酸二铵7千克。出苗前保持土壤湿润，雨季及时排水防涝。秋季10月下旬至11月中旬机械采收。注意防治白粉病和斑枯病。

功效：根及全草入药。味辛、甘，性微温。祛风镇痛，清热解毒，解表发汗，祛风除湿，止痉。

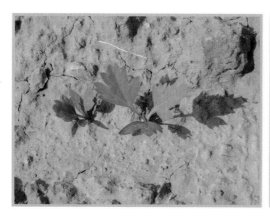
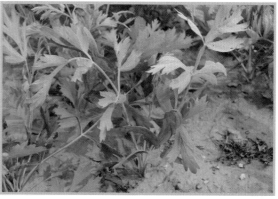

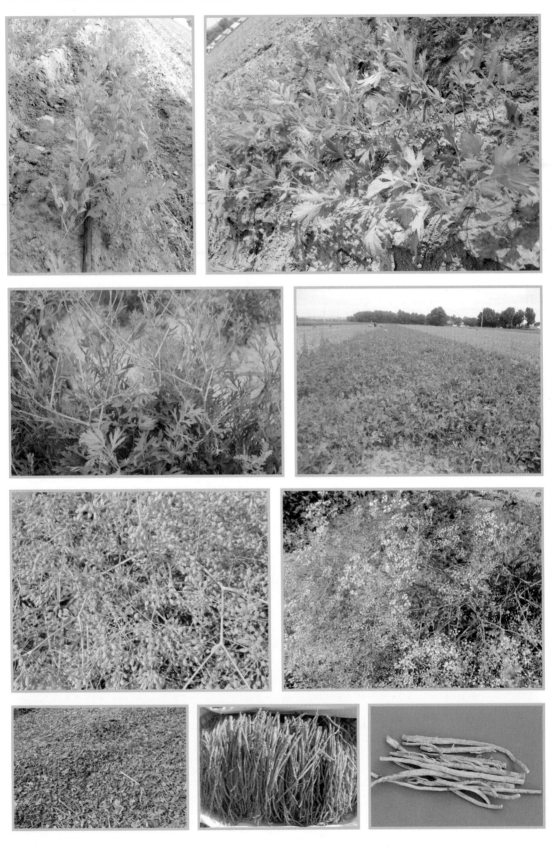

甘 草

别名：甜草、甜草根、蜜草。

分类：甘草（*Glycyrrhiza uralensis* Fisch.）属豆科甘草属。

形态：多年生草本，根外皮褐色，横断面淡黄色，具甜味。茎直立，多分枝，高30~120厘米。奇数羽状复叶，托叶三角状披针形，两面密被白色短柔毛；小叶卵形、长卵形或近圆形，上面暗绿色，下面绿色。总状花序腋生，花萼钟状，花冠紫、白或黄色。荚果弯曲呈镰刀状或呈环状，密集成球；种子3~11，暗绿色，圆形或肾形。花期6—8月，果期7—10月。

生境：多生长在干旱、半干旱的沙土、沙漠边缘和黄土丘陵地带。

喜光照充足、降雨量较少、夏季酷热、冬季严寒、昼夜温差大的环境。适宜在土层深厚疏松、排水良好的沙质土壤中生长。

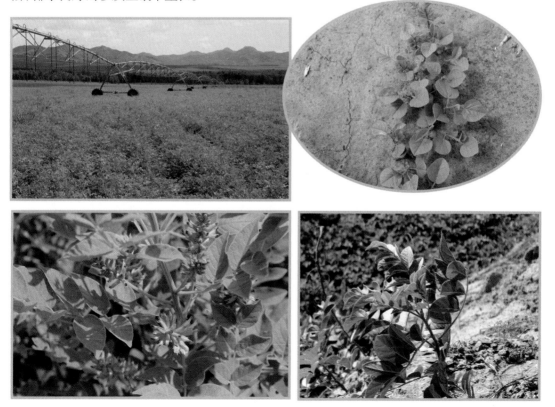

栽培：在春、夏、秋三季均可播种，以5月最好。结合翻地亩施农家肥4000千克、磷酸二铵35千克。播前种子用电动碾米机碾磨；采用条播或穴播，行距30~40厘米，株距15厘米，深2.5~3厘米，亩播种量2~2.5千克，播后覆土保墒。苗高15厘米时按株距15厘米间苗，亩保苗2万株。播种当年灌水3~4次，第2、3、4年逐渐减少灌水次数。第2、3年每年春季秧苗萌发前亩追施磷酸二铵25千克。播种当年一般中耕3~4次，以后可适当减少中耕次数，结合中耕除去杂草。

功效：根和根状茎入药。味甘，性平。解毒，祛痰，止痛，解痉。

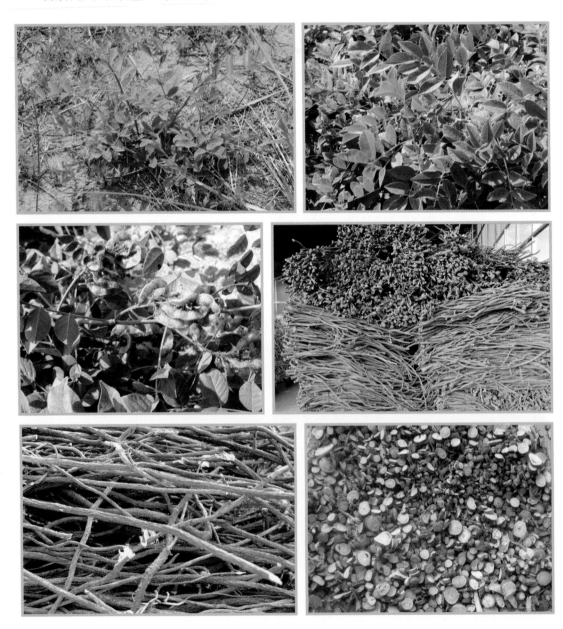

狗娃花

别名: 布谷黑。

分类: 狗娃花 [*Heteropappus hispidus* (Thunb.) Less.] 属菊科狗娃花属。

形态: 二年生草本, 稀多年生, 高30~60厘米。茎上部分枝, 茎下部叶倒披针形、线形或线状披针形, 长3~6厘米, 宽3~4毫米, 全缘或具疏齿, 茎上部叶渐小。头状花序; 总苞片2层, 近等长, 线状披针形, 先端渐尖; 舌状花近淡紫色、白色, 管状花先端5裂。瘦果倒卵形, 扁, 长2.5~3毫米, 宽1.5毫米, 有细边肋, 被密毛。花期7—9月, 果期8—9月。

生境: 生于山坡草地、河岸草地、林下等处。

功效: 以根入药。味苦, 性凉。解毒消肿, 治疮肿、蛇咬。

黄 芪

别名: 绵黄芪、黄耆、蒙古黄芪。

分类: 黄芪［*Astragalus mongholicus* Bunge］属豆科黄耆属。

形态: 多年生草本, 高50~100厘米。主根肥厚, 木质, 灰白色。茎直立, 上部有分枝。奇数羽状复叶互生, 小叶12~18对; 小叶片广椭圆形或椭圆形, 下面被柔毛; 托叶披针形。总状花序腋生; 花萼钟状, 密被短柔毛, 具5萼齿; 花冠黄色, 旗瓣长圆状倒卵形, 翼瓣及龙骨瓣均有长爪; 雄蕊10, 二体; 子房有长柄。荚果膜质, 半卵圆形, 无毛。花期6—7月, 果期7—9月。

生境: 生于林缘、灌丛或疏林下, 亦见于山坡草地或草甸中。

栽培: 深松起垄, 深度35~50厘米以上。每亩施有机肥3000~4000千克, 三元素复合肥（N、P、K各15%）20千克, 复合生物菌肥1千克。将种子用石碾快速碾数遍, 使外种皮由棕黑色有光泽变为灰棕色表皮粗糙时为度。亦可将种子拌入2倍的细沙揉搓, 擦伤种皮时带沙下种。播种采用条播方式, 垄上开沟8~10厘米, 撒入种子, 覆土1~1.5厘米镇压。一般2~3年采收, 也可5年以上采收。病虫害主要为白粉病、紫纹羽、豆荚

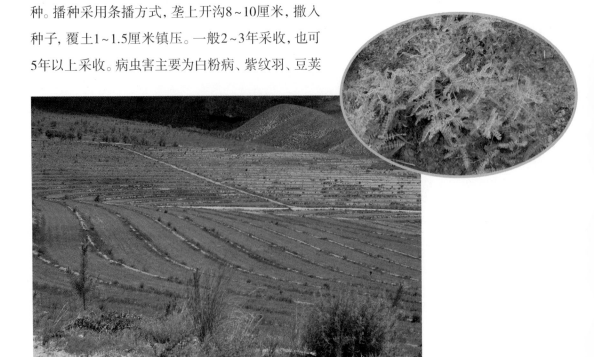

蟆等。

功效：根入药。性味甘，微温。补气固表，利尿，托毒排脓，敛疮生肌。

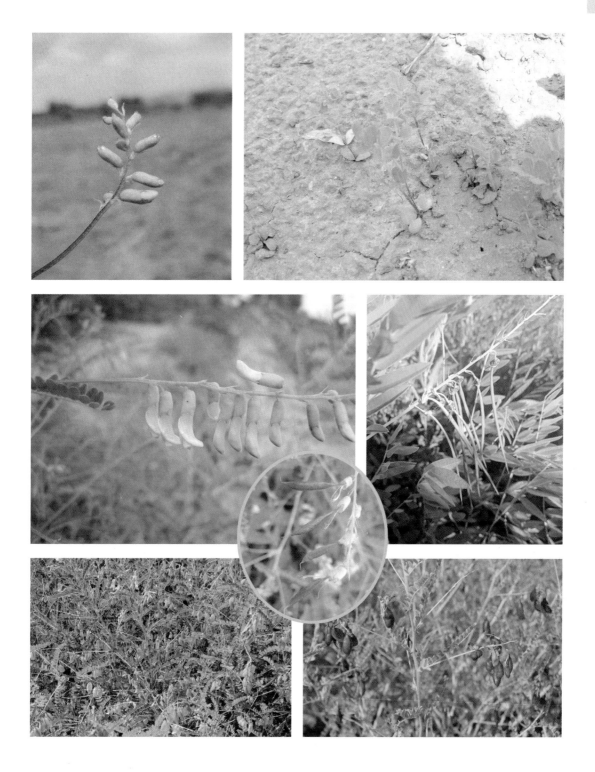

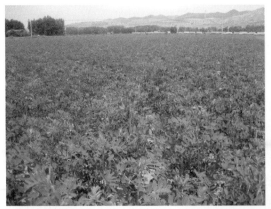 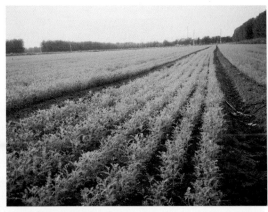

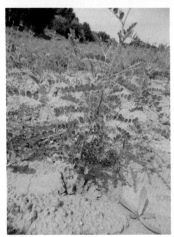 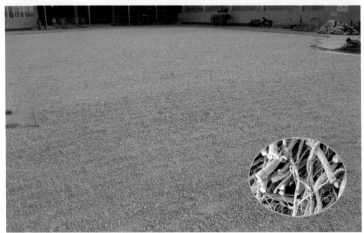

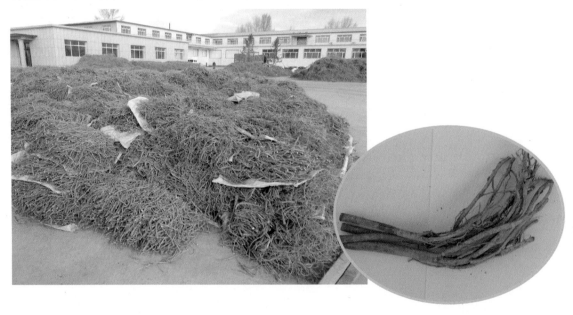

黄 芩

别名：山茶根、黄金茶、烂心草。

分类：黄芩（*Scutellaria baicalensis* Georgi）属唇形科黄芩属。

形态：多年生草本。主根粗壮，略呈圆锥形，棕褐色。茎四棱形，绿色或带紫色，基部多分枝。单叶对生，具短柄，叶片披针形。总状花序顶生，苞片卵圆状披针形，花冠紫、紫红至蓝色，上唇盔状，先端微缺；子房褐色，无毛。小坚果卵球形，黑褐色，具瘤。花期7—8月，果期8—9月。

生境：生于山顶、山坡、林缘、路旁等向阳较干燥的地方。喜温暖，耐严寒。土壤以中性和微碱性的壤土和沙质壤土为好。

栽培：每亩结合翻地施农家肥2500千克加过磷酸钙100千克，做畦宽120厘米，长短不限。播种分春播、秋播，春播于5月上旬，秋播于8月中旬，开沟条播，按行距20厘米，开2~3厘米浅沟，将种子均匀地撒入沟内，覆土盖平，镇压后浇水，每

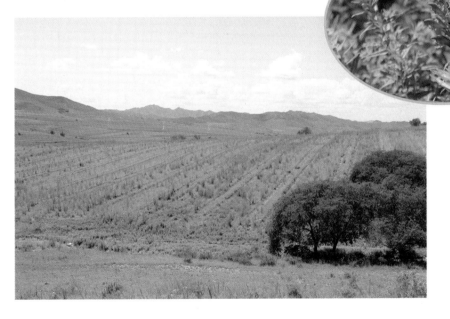

亩播种量2.5千克。

出苗前后均保持土壤湿润。苗高1厘米时，结合松土除草，按株距2～3厘米定苗。7月初，每亩追施过磷酸钙100千克加硫酸铵10千克，在行间沟施，施后覆土。第二年返青后和6月下旬各追肥一次，其他管理同第一年。病虫害主要为叶枯病。播种第二年秋后或第三年初春芽未萌动前刨收。

功效：干燥根入药。味苦，性寒。清热燥湿，泻火解毒，止血，安胎。

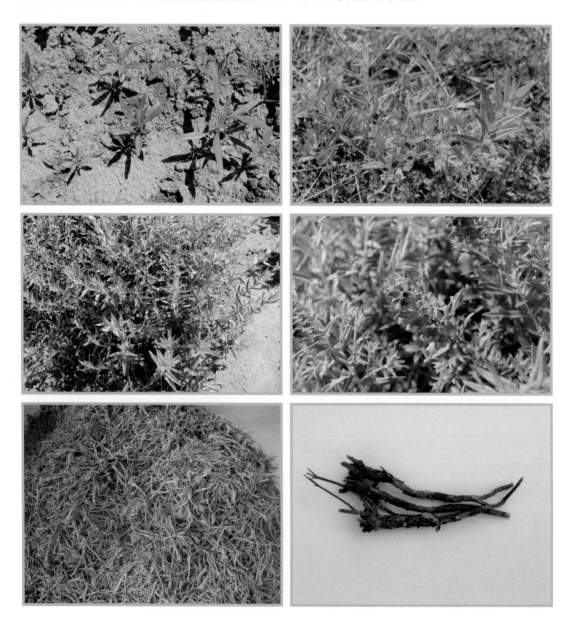

锦鸡儿

别名：老虎刺、金雀花、粘粘袜、酱瓣子、阳雀花。

分类：锦鸡儿（*Caragana sinica*）属豆科锦鸡儿属。

形态：灌木，高1~2米。树皮深褐色。小枝有棱，无毛。托叶三角形，硬化成针刺，长5~7毫米；叶轴脱落或硬化成针刺；小叶2对，厚革质或硬纸质，卵形或长卵圆形，先端圆形，多具刺尖，基部楔形。花单生，花梗长约1厘米，中部有关节，花萼钟状，花冠黄色，长2.8~3厘米。荚果圆筒状，长3~3.5厘米，宽约5毫米。花期4—5月，果期7月。

生境：生于温暖和阳光照射的山坡灌丛。

功效：以花和根入药。花，味甘，微温。祛风活血，止咳化痰。用于头晕耳鸣、肺虚咳嗽、消化不良。根，味甘、辛，微苦。滋补强壮，活血调经，祛风利湿。用于高血压病、头晕耳鸣、体弱乏力、月经不调、跌打损伤等。

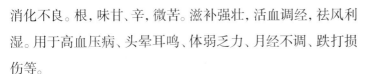

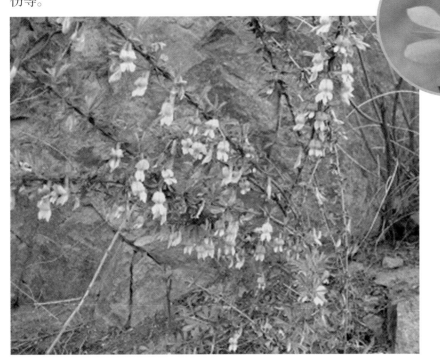

桔　梗

别名: 铃铛花、包袱花、僧帽花。

分类: 桔梗 [*Platycodon grandiflorum* (Jacq.) A. DC.] 属桔梗科桔梗属。

形态: 多年生草本, 有白色乳汁。茎上部稍分枝, 微被白粉。叶全部轮生, 部分轮生至全部互生, 无柄或有极短柄; 叶片卵形, 卵状椭圆形至披针形, 无毛, 绿色, 边缘具细锯齿。花单朵顶生, 或数朵集成假总状花序, 或有花序分枝而集成圆锥花序; 花萼筒部半圆球状或圆球状倒锥形, 被白粉, 裂片三角形, 或狭三角形, 有时齿状; 花冠大, 蓝色或紫色。蒴果球状, 倒圆锥形或倒卵状。花期7—9月。

生境: 生于海拔2000米以下的阳处草丛、灌丛中, 少生于林下。

栽培: 4月中下旬撒施农家肥。将地深翻30厘米整平耙细, 起垄宽1.7米、沟宽30厘米的垄床。选2年生以上新种子, 温烫浸种后再浸泡8小时, 待种子萌动即可播种; 用细沙和种子拌匀后播种, 播后覆土0.5~1厘米, 干旱地区播后要浇水保湿, 每亩用种量500~750克。苗高约2厘米时, 按间隔5厘米保留一株进行

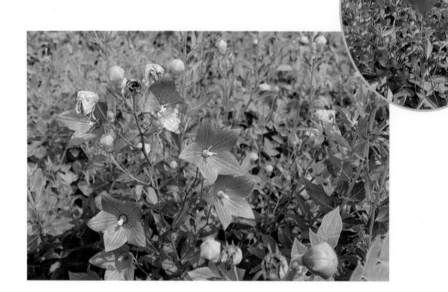

间苗。当年7月和第二年7—8月用尿素25千克或清粪水进行追肥提苗。适时除草，及时疏花疏果。病害主要有根腐病、白粉病、紫纹羽病、炭疽病、轮纹病、斑枯病和根结线虫等。

功效：根入药。性味苦、辛、平。宣肺利咽，祛痰排脓。常被腌制为咸菜和制作泡菜。

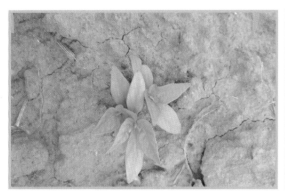 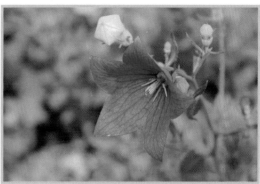

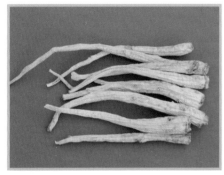 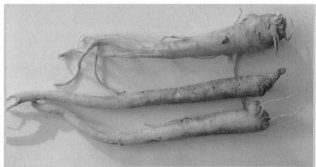

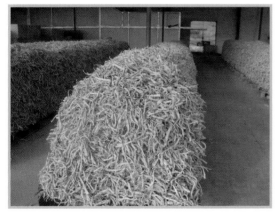 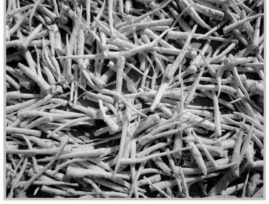

根类

苦 参

别名: 地槐、好汉枝、山槐子、野槐、牛参、川参。

分类: 苦参 (*Sophora flavescens* Alt.) 属豆科槐属。

形态: 草本或亚灌木, 稀呈灌木状。茎具纹棱。羽状复叶, 托叶披针状线形, 小叶互生或近对生, 纸质, 椭圆形、卵形、披针形至披针状线形。总状花序顶生, 白色或淡黄白色。荚果, 种子间稍缢缩, 呈不明显串珠状, 成熟后开裂成4瓣; 种子长卵形, 深红褐色或紫褐色。花期6—8月, 果期7—10月。

生境: 生于海拔1500米以下的山坡、沙地草坡灌木林中。

栽培: 播种前每亩均匀撒施氮磷钾51%复合肥50千克, 深翻30~40厘米, 起垄或做畦。种子用50℃温水浸泡24小时, 按株行距30厘米×60厘米穴播, 每穴3~5粒, 覆细土2~3厘米。苗高5厘米时间苗, 每穴留2~3株, 每半月中耕除草一次, 生长期追肥2次, 亩施厩肥1500千克, 人畜粪水1500千克, 过磷酸钙30千克。每年6月花薹全部剪除。种植后2~3年秋季, 茎叶枯萎后采挖根部, 除去芦头和尾根, 晒干或烘干。

功效: 根入药。性味苦、寒。清热燥湿, 祛风, 杀虫, 利尿。

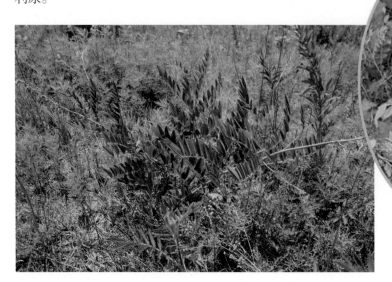

牛 蒡

别名:恶实、大力子。

分类:牛蒡(*Arctium lappa* L.)属菊科牛蒡属。

形态:二年生草本。直根肉质粗大,有分支。茎粗壮,带紫色。基部叶丛生;茎生叶互生,宽卵形或心形,下面密被灰白色绒毛,全缘、波状或有细锯齿;上部叶渐小。头状花序丛生或排成伞房状;总苞球形,总苞片披针形,顶端钩状弯曲;花全部筒状,淡紫色。瘦果倒长卵形或偏斜倒长卵形,长5~7毫米,宽2~3毫米,浅褐色,有多数细脉纹,有深褐色的色斑或无色斑。冠毛多层,浅褐色;冠毛刚毛糙毛状,不等长,基部不连合成环,分散脱落。花果期6—9月。

生境:生于山坡、山谷、河边潮湿地、路旁、荒地等。

功效:以果实、根入药。味辛、苦,性寒。果实,疏散风热,宣肺透疹。根,清热解毒,散结解毒。

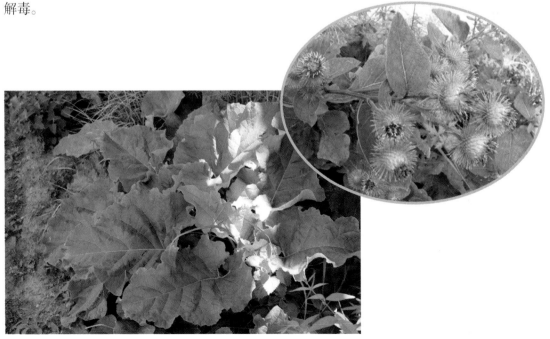

牛 膝

别名: 怀牛膝、山苋菜、对节草。

分类: 牛膝 (*Achyranthes bidentata* B1.) 属苋科牛膝属。

形态: 多年生草本。根圆柱形, 土黄色。茎有棱角或四方形, 绿色或带紫色, 有柔毛, 分枝对生, 节膨大。单叶对生, 椭圆形或椭圆状披针形。穗状花序, 顶生及腋生, 有白色柔毛。胞果长圆形, 黄褐色; 种子长圆形, 黄褐色。花期7—9月, 果期9—10月。

生境: 生于海拔200~1750米的屋旁、林缘、山坡草丛中。

栽培: 沙壤土深翻50~70厘米。施农家肥3000千克, 麻饼或豆饼100千克, 翻入土中25~30厘米, 做宽120厘米的药畦。6月中旬, 种子撒播于畦面, 覆土0.5厘米, 亩播种量为0.5千克。覆土后浇水, 后每隔1~2天浇水一次, 待苗出齐之后, 土壤保持湿润。苗高3厘米时, 第1次间苗, 株距为5厘米; 苗高5厘米时, 第2次间苗, 株距10厘米; 苗高10厘米时第3次间苗, 株距20~23厘米。8—9月苗高24厘米, 可将苗的顶端摘去(留种的不摘)。打顶之后须进行浇水。当

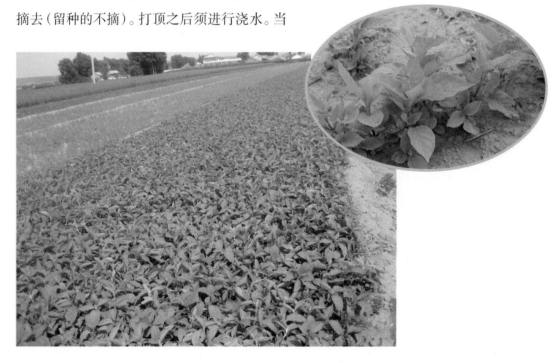

年秋季采挖,挖回后捆成小把,放于室外晾干。主要病虫害为叶斑病、根腐病、银纹夜蛾和红蜘蛛等。

功效:根入药。味苦,性平。补肝肾,强筋骨,活血通经;引火(血)下行,利尿通淋。

根
类

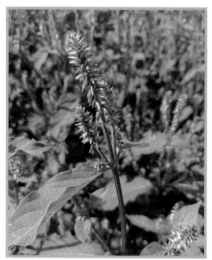
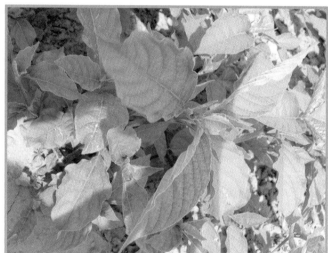
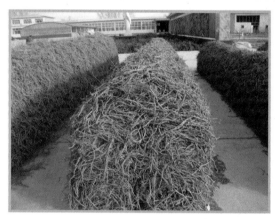
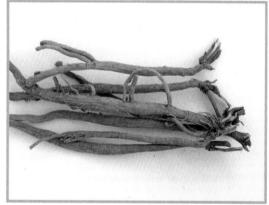

漏 芦

别名：和尚头、大头翁、独花山牛蒡、毛头、狼头花。

分类：漏芦［*Rhaponticum uniflorum*（L.）DC.］属菊科漏芦属。

形态：多年生草本。主根粗大。茎直立，单一，密生蛛丝状毛及白色柔毛。基生叶有长柄；叶片长椭圆形，羽状全裂呈琴形，裂片常再羽状深裂或浅裂，两面均被蛛丝状毛或粗糙毛茸；中部叶及上部叶较小，有短柄或无柄。头状花序顶生，大形，直径5～6.5厘米；总苞广钟形，总苞片干膜质，多列，外列与中列匙形，先端有扩大成圆形撕裂状附属体，最内一列狭披针形或线形，较外列为长；花管状，淡红紫色；花冠长2～3厘米，先端5裂；雄蕊5，花药聚合；子房下位，花柱伸出，柱头2裂，紫色。瘦果倒圆锥形，黑褐色，有宿存之羽状冠毛。花期5—7月，果期6—8月。

生境：生于向阳的山坡、草地、路边。

功效：根入药。味苦咸，性寒。清热解毒，消肿排脓，下乳，通筋脉。

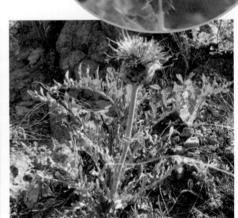

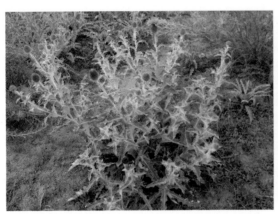

秦 艽

别名: 秦胶、秦纠、左秦艽。

分类: 秦艽 (*Gentiana macrophylla* Pall.) 属龙胆科龙胆属。

形态: 多年生草本。圆柱形根。基生叶较大, 茎生叶34对, 披针形叶片, 基部连合。花丛生于上部叶腋成轮状, 裂片先端尖; 花冠管状, 深蓝紫色; 子房长圆形。长椭圆形蒴果。花果期7—10月。

生境: 生于河滩、路旁、水沟边、山坡草地、草甸、林下及林缘, 海拔400~2400米。

功效: 根入药。辛、苦, 平。祛风除湿, 清湿热, 止痹痛, 退虚热等。

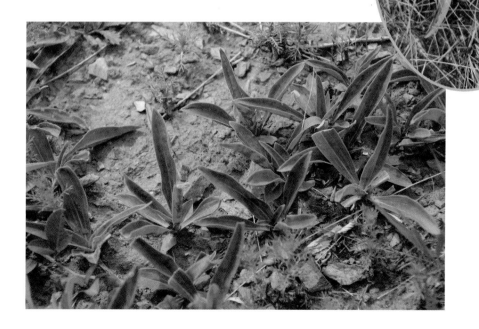

瑞香狼毒

别名:续毒、断肠草、绵大戟、山萝卜、闷花头。

分类:瑞香狼毒(*Stellera chamaejasme* Linn.)属瑞香科狼毒属。

形态:多年生草本,高20~40厘米。根圆柱形。茎丛生,平滑无毛,下部近木质,带褐色或淡红色。单叶互生,较密;狭卵形至线形,全缘,两面无毛;老时略带革质;叶柄极短。头状花序顶生,直径约2.5厘米,花多数;萼常呈花冠状,白或黄色,带紫红色,萼筒呈细管状,先端5裂,裂片平展,矩圆形至倒卵形;雄蕊10,成2列着生于喉部;子房上位,上部密被细毛,花柱短,柱头头状。果卵形,为花被管基部所包;种子1枚。花期5—6月。

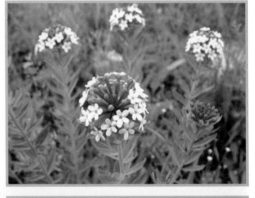

生境:生长于向阳山坡、草丛中。

功效:根入药。味辛,性平。清热解毒,消肿,泻炎症,止溃疡,祛腐生肌。

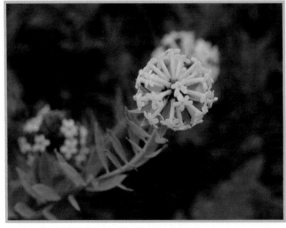

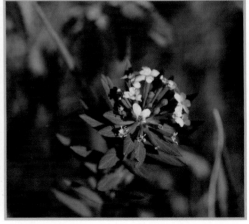

石沙参

别名:南沙参、知母、泡参、羊婆奶、白沙参。

分类:石沙参(*Adenophora polyantha* Nakai.)属桔梗科沙参属。

形态:多年生草本。根胡萝卜状。茎高达1米,无毛或有各种疏密程度的短毛。基生叶片心状肾形,茎生叶完全无柄,卵形至披针形。花序常不分枝而成假总状花序,或有短的分枝而组成狭圆锥花序;花梗短,花萼通常各式被毛,筒部倒圆锥状,裂片狭三角状披针形;花冠钟状,紫色或深蓝色,喉部常稍稍收缩,花盘筒状,花柱略长于花冠。蒴果卵状椭圆形;种子黄棕色,稍扁,有一条棱。花期8—10月。

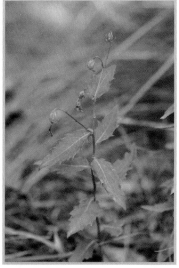
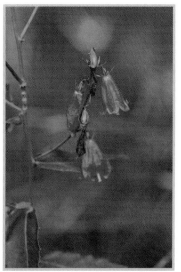

生境:生于海拔2000米以下的山坡草丛、岩石缝、林下或灌丛边。喜温暖或凉爽气候,耐寒。

功效:以根部入药。味甘、微苦,性微寒。养阴清热,润肺化痰,益胃生津。主治阴虚久咳、痨嗽痰血、燥咳痰少、虚热喉痹、津伤口渴。

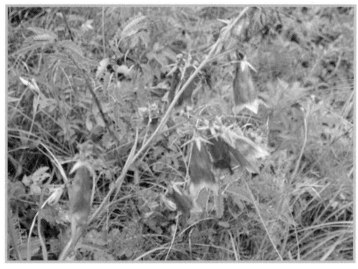

威灵仙

别名: 铁脚威灵仙、铁扫帚、能消、灵仙、黑脚威灵仙、黑骨头。

分类: 威灵仙(*Clematis chinensis* Osbeck)属毛茛科铁线莲属。

形态: 多年生木质藤本。茎、小枝近无毛或疏生短柔毛。一回羽状复叶; 小叶片纸质, 卵形至卵状披针形, 或为线状披针形、卵圆形, 顶端锐尖至渐尖, 基部圆形、宽楔形至浅心形。圆锥状聚伞花序, 多花, 萼片白色, 长圆形或长圆状倒卵形。瘦果扁, 卵形至宽椭圆形。花期6—9月, 果期8—11月。

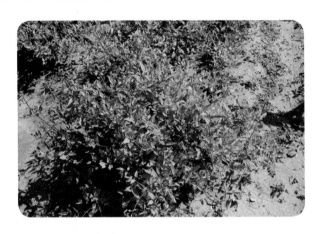

生境: 生于山坡、山谷灌丛中或沟边、路旁草丛中。

栽培: 深翻土地20~25厘米, 做120厘米的畦。4月上、中旬播种, 覆土1厘米, 保持土壤湿润。出苗后50~60天进行移栽。育苗时, 苗高3~5厘米进行中耕除草, 定植后每年中耕除草2~3次。苗高8~10厘米时定苗, 定苗后施加2次含磷复合肥。苗高40~50厘米时, 用竹竿固定植株, 避免倒伏。主要病害为黑斑病。

功效: 根入药。味辛、咸, 性温。祛风湿, 利尿, 通经, 镇痛。治风寒湿热、偏头疼、黄疸水肿、鱼骨鲠喉、腰膝腿脚冷痛。

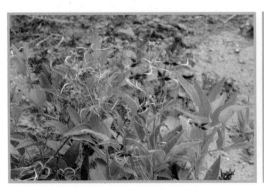
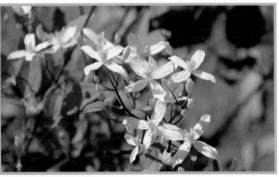

根
类

萱 草

别名：金针菜、忘忧草、川草花、疗愁、鹿箭。

分类：萱草［*Hemerocallis fulva* (L.) L.］属百合科萱草属。

形态：多年生草本。根状茎粗短，具肉质纤维根，膨大呈窄长纺锤形。叶基生成丛，条状披针形，长30~60厘米，宽约2.5厘米，背面被白粉。开橘黄色大花，花葶长于叶，高达1米以上；圆锥花序顶生，6~12朵，花梗长约1厘米，有小的披针形苞片；花长7~12厘米，花被基部粗短漏斗状，长2.5厘米，花被6片，开展，向外反卷，外轮3片，宽1~2厘米，内轮3片宽达2.5厘米，边缘稍作波状；雄蕊6，花丝长，着生花被喉部；子房上位，花柱细长。

生境：喜湿润，耐旱，喜阳光又耐半阴，耐寒，适应性强。适宜在海拔300~2500米生长。

栽培：分株繁殖。栽前施足基肥，10—11月地上部枯萎后或春季植株未萌芽前，挖起全株，按行、株距各40厘米开穴，穴深17~20厘米，每穴栽

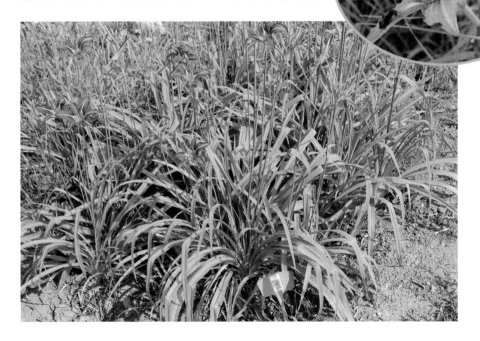

3~5株，根平铺，盖土压紧，浇水或灌浇人畜粪水。自第二年起，每年中耕除草和追肥3次，第一次在3月出苗时，第二次在6月开花前，第三次在10月倒苗后，每次中耕除草后，施用人畜粪水。

功效：以根部入药。味甘，性凉。清热利尿，凉血止血。治疗腮腺炎、黄疸、膀胱炎、尿血、小便不利、乳汁缺乏、月经不调、衄血、便血。

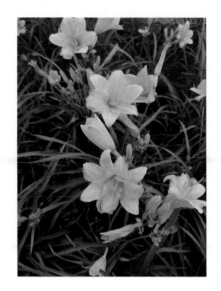

远　志

别名: 小草、细草、小鸡腿、细叶远志、线茶。

分类: 远志 (*Polygala tenuifolia* Willd.) 属远志科远志属。

形态: 多年生草本, 高25~40厘米。根圆柱形。茎丛生, 上部绿色。叶互生, 线形或狭线形, 先端渐尖, 基部渐狭, 全缘, 中脉明显, 无毛或稍被柔毛; 无柄或近无柄。总状花序偏侧状; 花淡蓝色; 萼5片, 3片较小, 线状披针形, 两侧2片花瓣状, 长圆状倒卵形; 稍弯斜; 花瓣2, 基部合生, 两侧瓣为歪倒卵形, 中央花瓣较大, 呈龙骨状, 顶端着生流苏状的附属物; 雄蕊8, 花丝基部愈合呈鞘状; 雌蕊1, 子房倒卵形, 扁平, 2室, 花柱弯曲, 柱头2裂。蒴果扁平, 圆状倒心形, 绿色, 光滑, 边缘狭翅状, 基部有宿存的花萼; 种子卵形, 微扁, 棕黑色, 密被白色绒毛。花期5—7月, 果期6—8月。

生境: 生于向阳山坡或路旁。喜冷凉气候, 忌高温, 耐干旱。

功效: 根皮入药。味苦、辛, 性温。安神益智, 祛痰, 消肿。治疗神经衰弱、咳嗽痰、腹泻、痈疽疮肿。

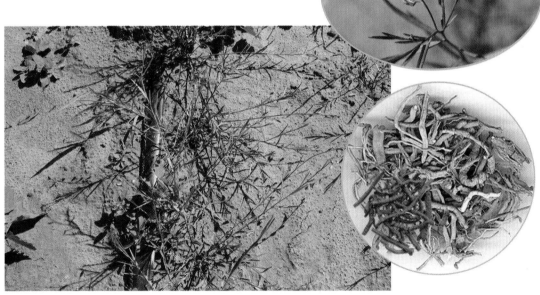

紫 草

别名: 大紫草、硬紫草、红条紫草、紫丹、山紫草。

分类: 紫草(*Lithospermum erythrorhizon* Sieb. et Zucc.)属紫草科紫草属。

形态: 多年生草本, 株高50～90厘米。根直立圆柱形, 皮紫红色。茎通常1～3条, 直立, 高40～90厘米, 不分枝或上部分枝。叶互生, 无柄, 卵状针形至宽披针形。聚伞花序生于茎和枝上部, 花萼短筒状, 花冠白色略带淡紫色。小坚果卵球形, 淡黄色, 长3.5毫米, 平滑, 有光泽, 腹面中线回陷呈纵沟。花果期6—9月。

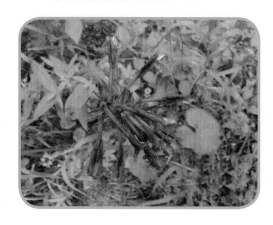

生境: 生于荒山田野、路边及干燥多石灌丛。喜凉爽湿润的气候, 耐严寒、怕涝、怕高温。

栽培: 结合深翻土地30厘米, 亩施农家肥3000千克、复合肥50～60千克, 做宽1.2～1.5米平畦。清明前后按行距25～30厘米, 沟深3～5厘米, 将前一年经低温处理的种子均匀撒入垄沟内, 覆土2厘米, 稍镇压, 亩用种2～3千克。播种后至出苗期间, 保持畦面土壤湿润。苗高2～3厘米, 进行除草。幼苗生长4～5片真叶时, 按株距8～10厘米定苗。幼苗生长阶段松土2～3次。在定苗后和7月中旬各追肥1次, 每次追施尿素10千克或复合肥7～10千克, 施后及时浇水。翌年返青期、开花前期分别追肥浇水。主要病虫害为根腐病、叶枯病、白粉病、蛴螬、蝼蛄等。

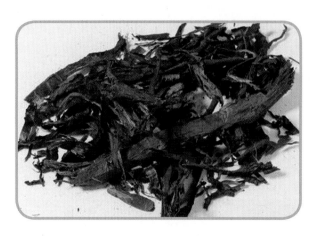

功效: 根入药。味甘、咸, 性寒。凉血, 活血, 解毒透疹。用于血热毒盛、麻疹不透、疮疡、湿疹、水火烫伤等。

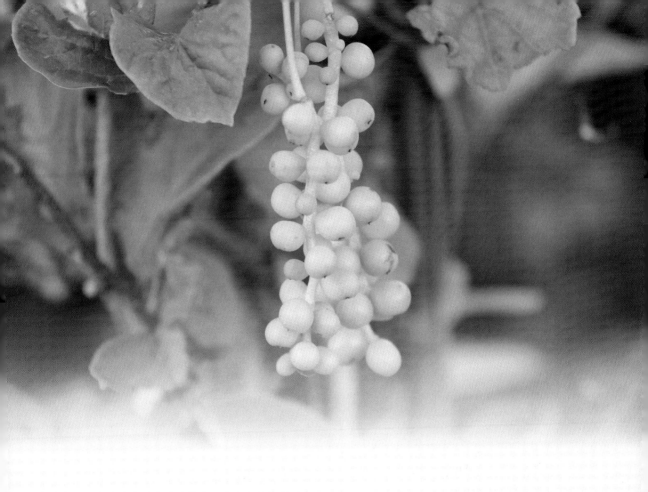

果 实 类

白蒺藜

别名：刺蒺藜、硬蒺藜。

分类：白蒺藜（*Tribulus terrestris* L.）属蒺藜科蒺藜属。

形态：一年生匍匐草本，多分枝，全株有柔毛。羽状复叶互生或对生；小叶5~7对，长椭圆形，长6~15毫米，宽2~5毫米，基部常偏斜，有托叶。花单生于叶腋；萼片5；花瓣5，黄色，早落；雄蕊10，5长5短；子房上位，5室，柱头5裂。果硬，无毛或被毛，中部具锐刺2枚，下部常有小锐刺2枚，其余部位常有小瘤体。花期6—7月，果实8—9月。

生境：生于田野、路旁及河边草丛。

栽培：8—9月种子成熟时选个大、充实、饱满的绿白色果实，晒干备用。播前将种子碾两遍，使果瓣分开，筛选出种子。3月下旬至4月上旬，做畦宽60厘米，按行距50厘米，株距30~40厘米挖穴，每穴播种子4~5粒，覆土后浇水，每亩播1~2千克。苗高4~7厘米时，拔掉弱苗和过密苗；苗高10厘米左右，每穴留壮苗

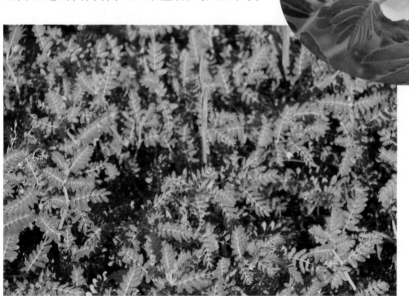

2~3株。出苗后及时中耕除草。适当追肥，一般追施两次。8月中旬后，为促进种子集中成熟，掐去各枝的生长点。

功效：果实入药。味辛、苦，性微温，有小毒。平肝解郁，活血祛风，明目，止痒。用于头痛眩晕、胸胁胀痛、乳闭乳痈、目赤翳障、风疹瘙痒。

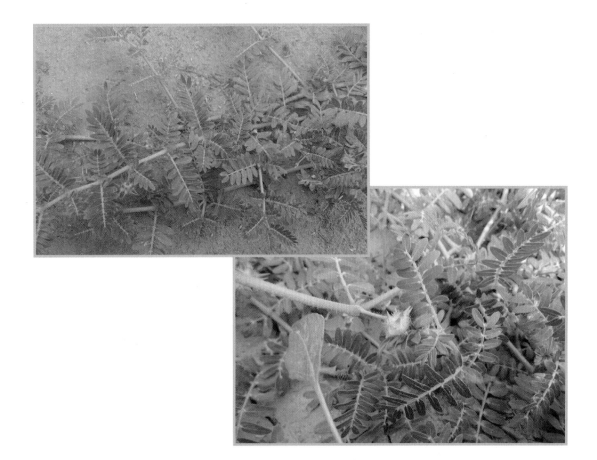

苍耳子

别名:虱马头、老苍子、道人头、青棘子。

分类:苍耳子（*Xanthium strumarium* L.）属菊科苍耳属。

形态:一年生草本,高20~90厘米。根纺锤状,分枝或不分枝。茎直立不分枝或少有分枝,下部圆柱形,上部有纵沟,被灰白短伏毛。单叶互生;有长柄;叶片三角状卵形或心形,全缘,或有3~5不明显浅裂,先尖或钝,基出三脉,上面绿色,下面苍白色,被糙短伏毛。头状花序近于无柄,聚生,单性同株;雄花序球形,总苞片小,1列;雄蕊5,花药长圆状线形;雌花序卵形,总苞片2~3列,外列苞片小,内列苞片大,结成囊状卵形,2室的硬体,外面有倒刺毛,顶有2圆锥状的尖端,小花2朵,无花冠,子房在总苞内,每室有1花,花柱线形,突出在总苞外。成熟具瘦果的总苞变坚硬,卵形或椭圆形,绿、淡黄或红褐色,外被钩状刺;瘦果2,倒卵形,瘦果内含1颗种子。花期7—8月,果期9—10月。

生境:生于平原、丘陵、低山、荒野路边、田

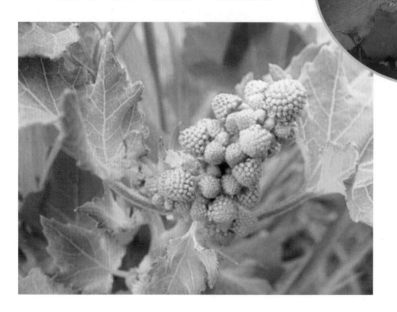

边。

　　功效：果实入药。味苦、甘、辛，性温。散风寒，通鼻窍，祛风湿，止痛。主治鼻渊、风寒头痛、风湿痹痛、风疹、湿疹、疥癣。

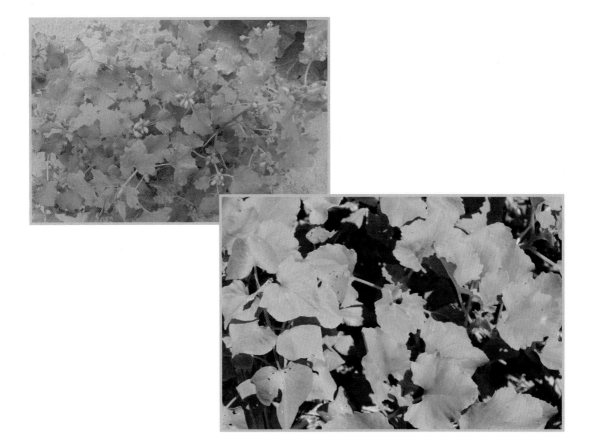

地肤子

别名：地葵、落帚子、竹帚子、千头子、铁扫把子。

分类：地肤子［*Kochia scoparia* (L.) Schrad.］属藜科地肤属。

形态：一年生草本，高50～150厘米。茎直立，多分枝，绿色，幼枝有白柔毛。叶互生，无柄；狭披针形至线状披针形。花1朵或数朵生于叶腋，成穗状花序；花小，黄绿色；花被筒状，先端5齿裂，裂片三角形，向内弯曲，包裹子房，中肋突起似龙骨状，裂片背部有一绿色突起物；雄蕊5，伸出花被之外；子房上位。胞果扁圆形，基部有宿存花被。种子1枚，扁球形，黑色。花期7—9月，果期8—10月。

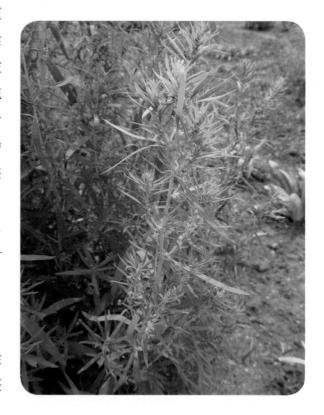

生境：生于山野荒地、田野、路旁，栽培于庭园。

功效：以果实入药。味苦、辛，性寒。清热利湿，祛风止痒。用于皮肤瘙痒、荨麻疹、湿疹及小便不利。

茴 香

别名: 蘹香、蘹香子、茴香子、土茴香、野茴香、大茴香。

分类: 茴香 (*Foeniculum vulgare* Mill.) 属伞形科茴香属。

形态: 多年生草本, 高40~200厘米, 全株表面有粉霜, 无毛, 具强烈香气。茎直立, 光滑, 灰绿或苍白色, 有分枝。三至四回羽状复叶, 小叶片线形; 叶柄长约14厘米, 基部成鞘状抱茎。复伞形花序顶生; 总花梗长4~25厘米, 总苞和小苞片均缺; 伞辐8~20个, 不等长; 花小, 黄色; 无萼齿; 花瓣45, 宽卵形, 上部向内卷曲, 微凹; 雄蕊5枚, 长于花瓣; 子房下位, 2室, 花柱2个。双悬果长圆形, 有5条隆起的棱。花期6—7月, 果期9—10月。

生境: 喜湿润凉爽气候, 耐盐, 适应性强。对土壤要求不严, 以地势平坦、肥沃疏松、排水良好的沙壤土或轻碱性黑土为宜。前茬以玉米、高粱、荞麦和豆为好。

栽培: 多用种子繁殖。春播3—4月, 秋播9—10月。条播, 按行距25厘米开沟, 沟深5~7厘米; 亦可穴播, 按行株距30厘米×30厘米开穴。种子拌细土后均匀撒入沟或穴中, 覆土1.5~2.5厘米, 稍镇压。10~15天出苗。苗高10~12厘米间苗, 每穴留苗2株; 苗高20~23厘米时, 每穴留苗1株。生长初期中耕宜浅, 施氮肥为主; 开花前期增施磷、钾肥, 促进开花结实。

功效: 果实入药。味辛, 性温。散寒止痛, 理气和胃。用于寒疝腹痛、睾丸偏坠、痛经、小腹冷痛、脘腹胀痛、食少吐泻、鞘膜积液。

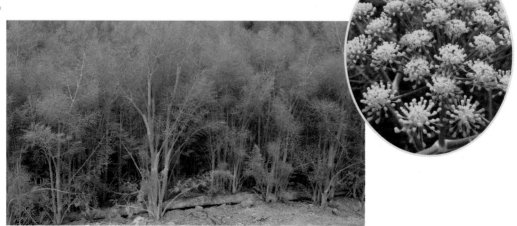

连 翘

别名：连壳、黄花条、黄奇丹、青翘、落翘。

分类：连翘[*Forsythia suspensa* (Thunb.) Vahl]属木樨科连翘属。

形态：落叶灌木，高2~4米。枝开展或伸长，稍带蔓性，常着地生根，小枝稍呈四棱形，节间中空，仅在节部具有实髓。单叶对生，或成为3小叶；叶柄长8~20毫米，叶片卵形、长卵形至圆形，先端渐尖、急尖或钝，基部阔楔形或圆形，边缘有不整齐的锯齿，半革质。花先叶开放，腋生；花萼4，深裂，椭圆形；花冠基部管状，上部4裂，裂片卵圆形，金黄色；雄蕊2，雌蕊1，子房卵圆形，花柱细长，柱头2裂。蒴果狭卵形略扁，先端有短喙，成熟时2瓣裂。种子多数，棕色，狭椭圆形，扁平，一侧有薄翅。花期3—5月，果期7—8月。

生境：生于山坡灌丛、疏林及草丛中。喜温暖潮湿气候，适应性强，耐寒、耐瘠薄。

功效：以果实入药。味苦，性凉。清热解毒，消肿散结。用于痈疽、瘰疬、乳痈、丹毒、风热感冒、温病初起、温热入营、高热烦渴、神昏发斑、热淋尿闭。

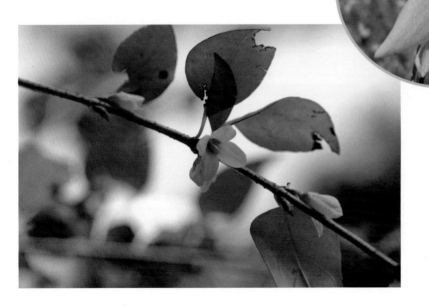

沙　棘

别名：醋柳果、酸刺柳、酸刺、黑刺、醋柳、沙枣。

分类：沙棘（*Hippophae rhamnoides* L.）属胡颓子科沙棘属。

形态：落叶灌木或乔木，高5~10米。棘刺较多，粗壮，嫩枝密被褐锈色鳞片，老枝灰黑色，粗壮。叶互生，狭披针形，两端钝尖，上面绿色，下面密被银白色鳞片。花先叶开放，淡黄色。果实近球形，直径4~6毫米，橙黄色或橘红色。花期4—5月，果期9—10月。

生境：生于干涸河谷沙地、石砾地或山坡密林中至高山草原。

功效：以果实入药。味酸、涩，性温。止咳祛痰，健脾消食，活血散瘀。用于脾虚食少、食积腹痛、咳嗽痰多、瘀血经闭、跌打瘀肿等。

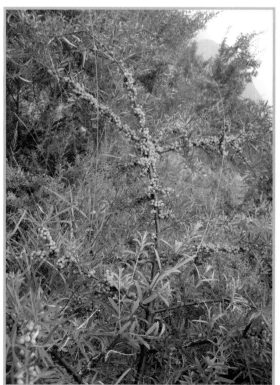
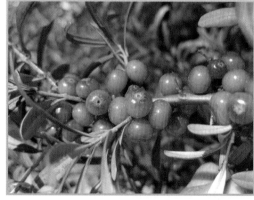
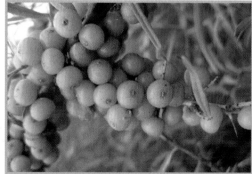

五味子

别名: 玄及、五梅子、山花椒。

分类: 五味子 [*Schisandra chinensis* (Turcz.) Baill.] 属五味子科五味子属。

形态: 落叶木质藤本。幼枝红褐色,老枝灰褐色,稍具棱角。叶互生,膜质倒卵形或卵状椭圆形,长5~10厘米,宽3~7厘米,先端尖,基部楔形,边缘有细齿,上面光滑无毛,下面叶脉幼时有短绒毛。花多为单性花,雌雄异株,单生或基部合生,乳白色或粉红色;花被6~7片;雄蕊5枚,椭圆形;雌蕊多数,螺旋状排列在花托上。浆果球形,直径5~7毫米,成熟时红色,内含种子1~2枚。花期5—7月,果期8—9月。

生境: 生于海拔1200~1700米沟谷、溪旁、山坡、向阳山坡杂木林中。

功效: 以成熟果实入药。味酸、甘,性温。收敛固涩,益气生津,补肾宁心。用于久咳虚喘、梦遗滑精、遗尿尿频、久泻不止、自汗盗汗、津伤口渴、内热消渴、心悸失眠。

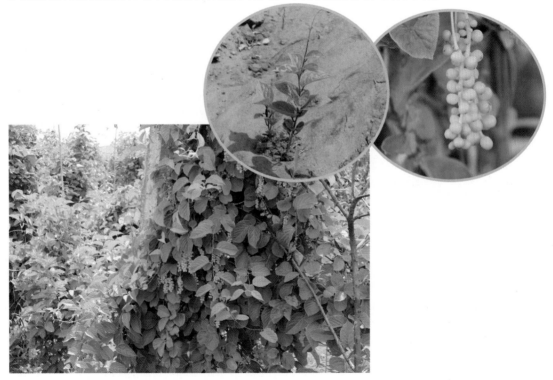

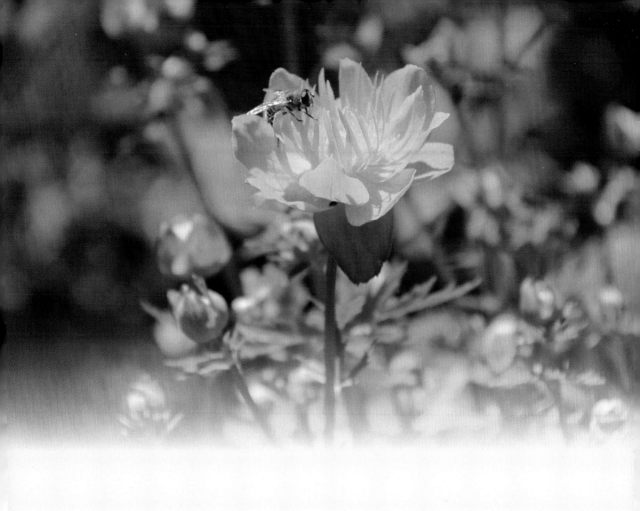

花　类

丁 香

别名: 丁子香、支解香、雄丁香、公丁香。

分类: 丁香 (*Eugenia caryophllata* Thunb.) 属桃金娘科丁香属。

形态: 常绿乔木, 高达10米。叶对生, 叶柄细长, 向上渐短; 叶片倒卵形或椭圆形, 先端渐尖, 基部渐窄下延至柄, 全缘。秋季开花, 花有浓香, 聚伞圆锥花序顶生, 花径约6毫米; 花萼肥厚, 绿色后转紫红色, 管状, 先端4浅裂, 裂片三角形, 肥厚; 花冠白色稍带淡紫, 基部管状, 较萼稍长, 先端具4裂片; 雄蕊多数; 子房下位, 顶端有粗厚花柱, 柱头不明显。浆果红棕色, 稍有光泽, 长椭圆形, 先端有肥厚宿存花萼裂片, 有香气; 种子数粒, 长方形。

生境: 耐寒、耐旱、耐瘠薄。幼龄树喜阴, 不耐烈日暴晒, 生长缓慢; 成龄树喜光, 需充足阳光才能早开花, 开花多。

功效: 以干燥花蕾入药。味甘、辛, 性大热。温中降逆, 温肾助阳。主治呃逆、脘腹冷痛、食少吐泻、肾虚阳痿、腰膝酸冷、阴疽。

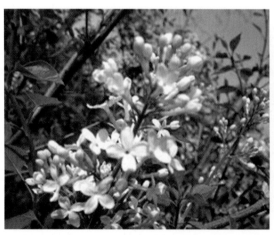 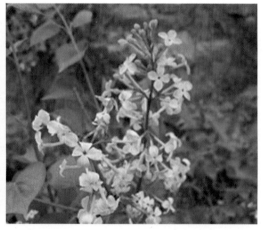

黑心金光菊

别名: 黑眼菊。

分类: 黑心金光菊(*Rudbeckia hirta* L.)属菊科金光菊属。

形态: 一年或二年生草本, 高30~100厘米。茎不分枝或上部分枝, 全株被粗刺毛。下部叶长卵圆形、长圆形或匙形, 顶端尖或渐尖, 基部楔状下延, 有三出脉, 边缘有细锯齿, 有具翅的柄; 上部叶长圆披针形, 顶端渐尖, 边缘有细至粗疏锯齿或全缘, 无柄或具短柄, 两面被白色密刺毛。头状花序径5~7厘米, 有长花序梗; 总苞

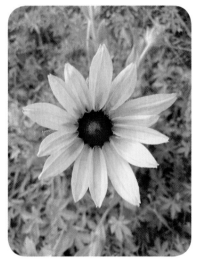

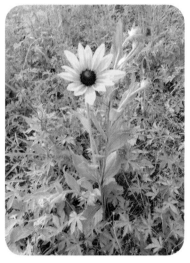

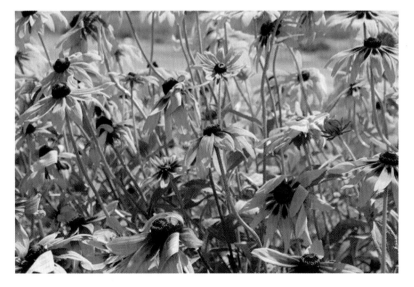

片外层长圆形; 内层较短, 全部被白色刺毛; 花托圆锥形; 托片线形, 对折呈龙骨瓣状, 边缘有纤毛; 舌状花鲜黄色; 舌片长圆形, 通常10~14个, 顶端有2~3个不整齐短齿; 管状花暗褐色或暗紫色。瘦果四棱形, 黑褐色,

无冠毛。

生境：适应性强，较耐寒，耐旱，不择土壤，极易栽培，应选择排水良好的沙壤土及向阳处栽植，喜向阳通风的环境。

功效：花入药。味苦，稍毒，性凉。清热解毒。可用于风热性感冒的预防。对多数皮肤真菌、金黄色葡萄球菌等有较强的抑制作用，也可以用来治疗冠心病、高血压。

鸡冠花

别名: 鸡髻花、老来红、芦花鸡冠、笔鸡冠、小头鸡冠、凤尾鸡冠。

分类: 鸡冠花(*Celosia cristata* L.)属苋科青葙属。

形态: 一年生草本, 高30~80厘米, 全株无毛, 粗壮。茎直立, 分枝少, 近上部扁平, 绿色或带红色, 有棱纹凸起。单叶互生, 具柄; 先端渐尖或长尖, 基部渐窄成柄, 全缘。花序扁平, 鸡冠状, 顶生; 苞片、小苞片和花被片紫色、红色、淡红色或黄色, 干膜质, 宿存。胞果卵形, 长约3毫米, 熟时盖裂, 包于宿存花被内。种子肾形, 黑色, 有光泽。花期7—10月, 果期9—11月。

生境: 喜温暖气候。对土壤要求不严, 但以排水良好的夹沙土栽培较好。

栽培: 一般直播, 也可育苗移栽。直播时, 每亩用种0.25~0.3千克, 在畦上按行、株距各约30

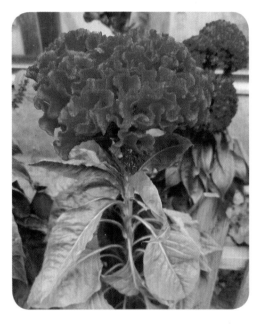

厘米开穴, 深约3厘米。苗高7~10厘米时, 匀苗、补苗, 每穴留壮苗4~5株。除草、追肥, 第1次在匀苗后进行, 第2次在5月期间进行。天旱时要浇水。

功效: 干燥花入药。味甘涩, 性凉。凉血, 止血。治痔漏下血、赤白下痢、吐血、咯血、血淋、妇女崩中、赤白带下。

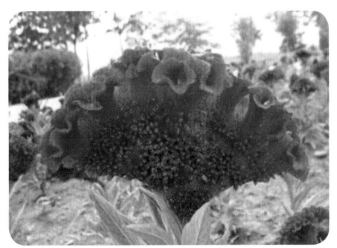

金莲花

别名:旱地莲、旱荷、旱莲花寒荷、陆地莲、金梅草、金疙瘩。

分类:金莲花(*Trollius chinensis* Bunge)属毛茛科金莲花属。

形态:多年生草本,高30~70厘米,不分枝。基生叶1~4,具长柄;叶片五角形,茎生叶似基生叶,向上渐小。花单生或2~3朵,组成聚伞花序;萼片黄色,椭圆状卵形或倒卵形,花瓣5至多数,变态成蜜叶,狭条形;雄蕊多数。蓇葖果长1~1.2厘米,先端向外弯。花期6—7月。

生境:喜冷凉湿润环境,多生长在海拔1800米以上的高山草甸或疏林地带。耐寒,常年生存在2~15℃环境中。

栽培:选冬季寒冷、夏季凉爽的平缓山地或坝区,排水良好的沙质壤土或平缓稀疏林,或幼林果园。耕地前施腐熟有机肥,耙平做畦。出苗后要勤松土除草和浇水,保持土壤湿润,无杂草。植株基本封垄,操作不便,避免伤及花茎,可不再松土除草。金莲花苗期不耐旱,应常浇水,经常保持土壤湿润,雨季要注意排涝。病虫害注意防治叶斑病、萎蔫病、病毒病、粉纹夜蛾、粉蝶等。

功效:花朵入药。味苦,性寒。清热解毒。治上感、扁桃体炎、咽炎、急性中耳炎、急性鼓膜炎、急性结膜炎、急性淋巴管炎、口疮、疔疮。

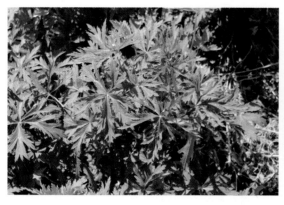
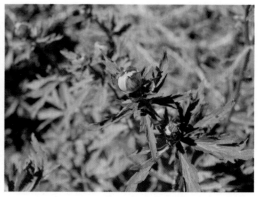

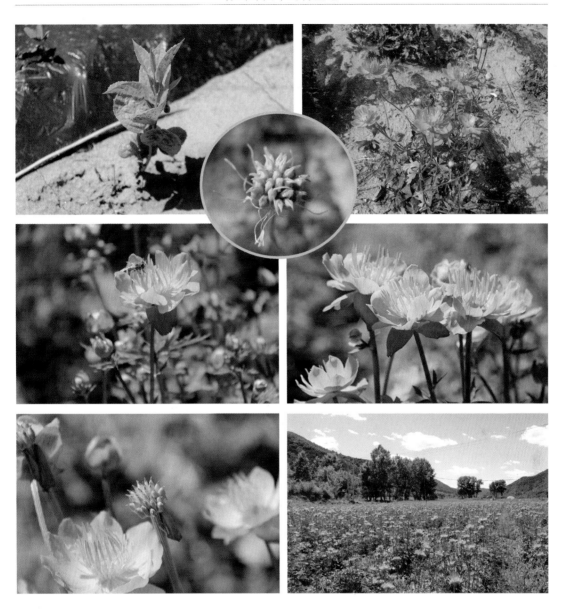

曼陀罗

别名：狗核桃、醉心花、大喇叭花、山茄子、洋金花、枫茄花。

分类：曼陀罗（*Datura stramonium* Linn.）属茄科曼陀罗属。

形态：一年生草本，高30~100厘米。茎直立，圆柱形，基部木质化，上部呈叉状分枝，绿色，表面有不规则皱纹，幼枝四棱形，略带紫色，被短柔毛。叶互生，上部叶近对生；叶柄长2~5厘米；叶片宽卵形、长卵形或心脏形，长5~20厘米，宽4~15厘米，先端渐尖或锐尖，基部不对称，边缘具不规则短齿或全缘而波状，两面无毛或被疏短毛，叶背面脉隆起。花单生于枝杈间或叶腋，有短梗；花萼筒状，5浅裂；花冠漏斗状；子房密生柔针毛。蒴果直立，卵状，表面有坚硬针刺，成熟后淡黄色，规则4瓣裂。种子卵圆形，稍扁，黑色。花期6—10月，果期7—11月。

生境：生于田间、沟旁、道边、河岸、山坡等向阳地方。

功效：以花、籽、叶入药。味辛，性温。平喘止咳，镇痛，解痉。用于哮喘咳嗽、脘腹冷痛、风湿痹痛、小儿慢惊，也可用于外科麻醉。

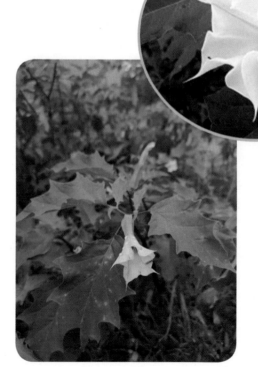

鼠尾草

别名:洋苏草、普通鼠尾草、庭院鼠尾草。

分类:鼠尾草(*Salvia japonica* Thunb.)属唇形科鼠尾草属。

形态:一年生草本。茎直立,株高30~100厘米,植株呈丛生状,被柔毛;茎为四角柱状,有毛下部略木质化。叶对生,长椭圆形,绿色叶脉明显,两面无毛,下面具腺点。顶生总状花序,花序长达15厘米或以上;苞片较小,蓝紫色,开花前包裹着花蕾;花梗密被蓝紫色的柔毛;花萼钟形,蓝紫色,萼外沿脉上被腺柔毛。花期6—9月。

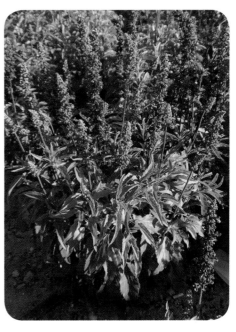

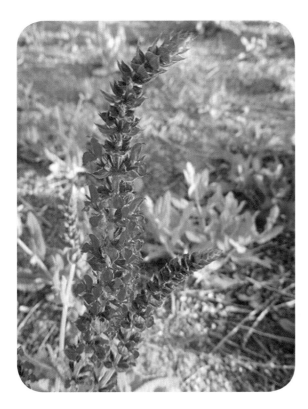

生境:生于山坡、路旁、荫蔽草丛、水边及林荫下。耐旱,但不耐涝。

功效:花、叶入药。味苦、辛,性平。清热利湿,活血调经,解毒消肿。叶片具杀菌灭菌抗毒解毒、驱瘟除疫功效,可凉拌食用;茎叶和花泡茶饮用,可清净体内油脂,助循环,养颜美容。

松花粉

别名：松花、松黄。

分类：松花粉是松科松属植物油松（*Pinus tabuliformis*）、马尾松（*Pinus massoniana*）或同属数种植物的干燥花粉。

形态：干燥松花粉为淡黄色的细粉末，体轻，易飞扬，手捻有滑润感，不沉于水。气微香，味淡。在花期4—5月时收集。

生境：松树多生于山地。马尾松多分布于江浙及湖北、辽宁、吉林等地，油松多分布于东北、华北、西北及河南、山东等地。

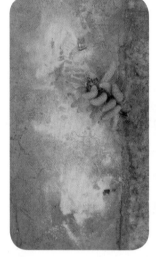
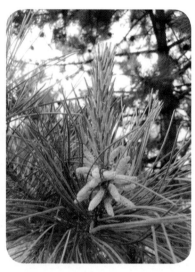

功效：花粉入药。味甘，性温。收敛止血，燥湿敛疮。用于湿疹、黄水疮、皮肤糜烂、脓水淋漓、外伤出血、尿布性皮炎等。

万寿菊

别名:蜂窝菊、金盏菊、臭菊花、臭芙蓉、芙蓉花。

分类:万寿菊(*Tagetes erecta* L.)属菊科万寿菊属。

形态:一年生草本,高约60厘米,全体揉之有腐败气味。茎直立,粗壮,具纵细条棱,分枝向上平展。叶对生,羽状深裂,裂片矩圆形或披针形,长1.2~2.5厘米,边缘有锯齿,近边缘有数枚腺体,有些裂片的先端或齿端有长细芒。头状花序单生,黄色至橙色,直径5~10厘米;花序梗顶端棍棒状膨大;总苞钟状,顶端具齿尖;舌状花有长柄,舌片倒卵形,基部收缩成长爪,顶端微弯缺;花冠管状,黄色。瘦果线形,基部缩小,黑色,被短微毛;冠毛1~2枚长芒状和2~3枚短而钝的鳞片。花期7—9月。

生境:喜光性植物,对土壤要求不严,以肥沃、排水良好的沙质壤土为好,全国各地均有栽培。

栽培:播种前整地,每亩施土杂肥200千克,深翻20~25厘米,菊花专用肥均匀撒于畦面,耙细、整平、播种。苗齐后苗床内的温度不可超过30℃,以免造成烧苗和烂根。第一对真叶展开后,

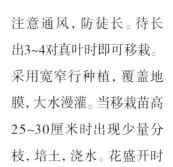

注意通风,防徒长。待长出3~4对真叶时即可移栽。采用宽窄行种植,覆盖地膜,大水漫灌。当移栽苗高25~30厘米时出现少量分枝,培土,浇水。花盛开时

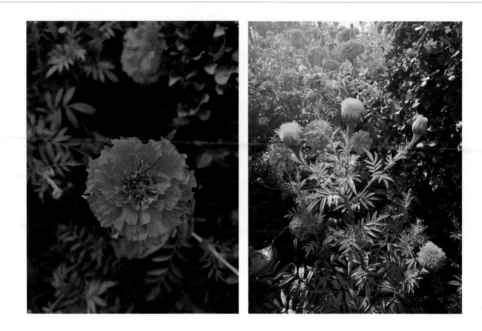

根外追施尿素30千克，磷酸二氢钾30千克。

功效：以花和根入药。花，味苦，性凉。清热解毒，化痰止咳。根，味苦，性凉。解毒消肿。用于上呼吸道感染、百日咳、支气管炎、眼角膜炎、咽炎、口腔炎、牙痛。外用治腮腺炎、乳腺炎、痈疮肿毒。

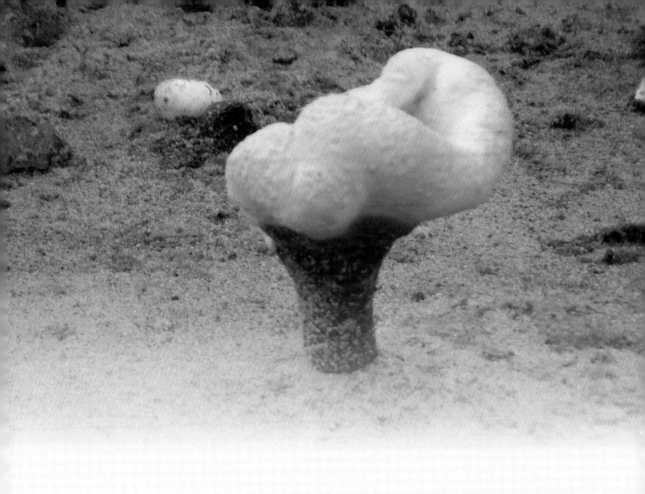

菌　类

北虫草

别名:蛹虫草、虫草花、北草、不老草。

分类:北虫草(*Cordyceps millitaris*)属麦角菌科虫草属。

形态:子座单生或分枝状发生,子座顶部长0.3~1.2厘米,粗0.2~0.5厘米,具有粗短毛刺,下部柄长3~15厘米不等,柄粗0.15~0.3厘米,通体金黄色、橘黄色、橘红色;其基部料面有气生菌丝蔓延性生长。

生境:生于高海拔的森林草甸或草坪上。

栽培:北虫草属中低温型菌类,选用新鲜小麦进行培养。培养盆装小麦0.45千克,水0.75千克,彻底灭菌后无菌操作下接种。发菌期最适温度18~22℃,空气相对湿度60%~70%,无需光照;转色期需200勒克斯光照刺激转色,并保持相对较清新的空气;出草期最适温度17~21℃,空气相对湿度55%~70%,每床架间隔24小时分别给300勒克斯散射光照射,根据温

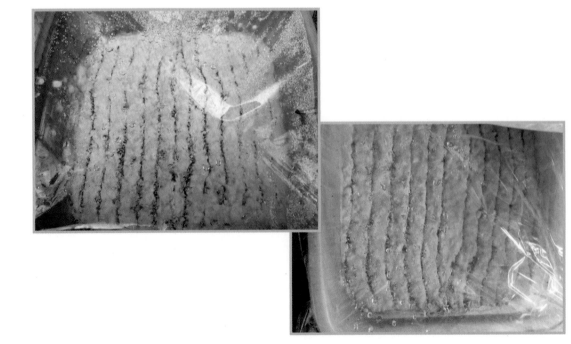

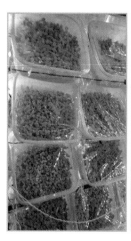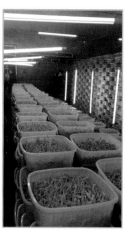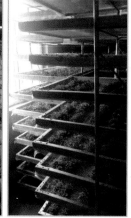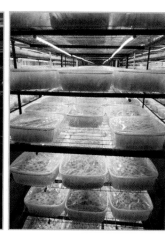

湿度适时通风换气。待子实体长到6~15厘米顶膜时，即可适时采收。

功效：味甘，性平。壮阳补肾，平喘止咳，降糖降压，抗菌抗炎，润燥通便。具有滋肺补肾、止血化痰、扩张气管、镇静、抗菌、降血压、降糖、抑癌等功效。

黑木耳

别名：木菌、光木耳、黑菜云耳。

分类：黑木耳（*Auricularia auricula*）属木耳科木耳属。

形态：子实体丛生，常覆瓦状叠生，耳状，边缘波状，直径3~12厘米，厚2毫米左右，以侧生的短柄或狭细的基部固着于基质上。子实体初期为柔软胶质，黏而富有弹性，后期稍带软骨质，背腹面光滑、黑褐色、半透明，晒干后强烈收缩，其背面凸起，腹面下凹，变为黑色硬而脆的角质至近革质。

生境：生于栎、榆、杨、槐等多种阔叶树的腐木上。

栽培：黑木耳是一种中温型木腐菌类，人工栽培主要以硬杂木屑为培养料，培养料彻底灭菌后接种。发菌期适宜生长温度为25~28℃，空气相对湿度45%~60%，避光养菌，每天通小风20分钟，保持空气清新；出耳期温度控制在22~24℃，空气相对湿度80%~90%，照射400~1000勒克斯散射光，并适时通风换气；待耳片充分展开，边缘起褶变薄，耳片基部收缩时采

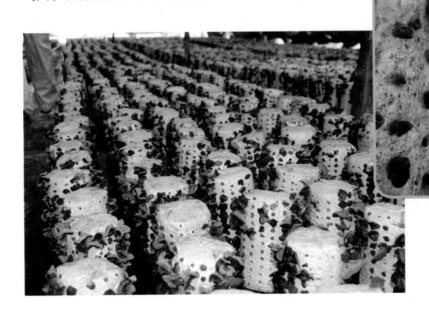

收。

功效：味甘，性平。补气养血，清肺止咳，润肠解毒，抑制血栓，防治缺铁性贫血，增强机体免疫力。经常食用，有养血驻颜，防癌、抗癌的作用。

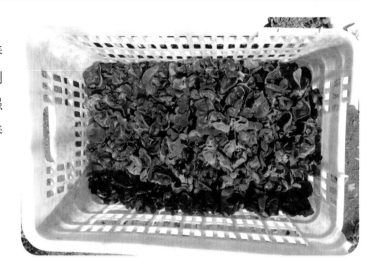

猴头菇

别名：猴头蘑、刺猬菌。

分类：猴头菇（*Hericium erinaceus*）属猴头菇科猴头菇属菌类。

形态：子实体基部狭窄或略有短柄，上部膨大，圆而厚，肉质，呈扁半球形或头形，直径3.5~15厘米，不分枝，表面长有密集下垂毛茸状肉刺，刺长1~5厘米，粗1~2毫米，呈圆筒形，下端尖锐。新鲜时为白色，晒干后浅黄至浅褐色，远远望去似金丝猴头，因此得名猴头菇。

生境：生于林中阔叶树树干断面或树洞中。

栽培：猴头菇是一种木腐性菌类，人工栽培主要以硬杂木屑为培养料，彻底灭菌后接种。发菌期最适温度为25℃，空气相对湿度70%为宜，发菌期不需要光照；出菇期适宜温度为18~20℃，空气相对湿度85%~90%，充足的散射光，保持菇房空气新鲜，防止畸形菇形成；待子实体基本长足，坚实，色白，菌刺长度1~3厘米，适时采收。

功效：味甘，性平。利五脏，助消化。主治食少便溏、胃及十二指肠溃疡、浅表性胃炎、胃癌、神经衰弱等病症。

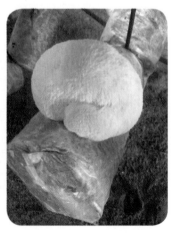

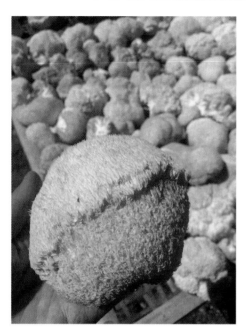
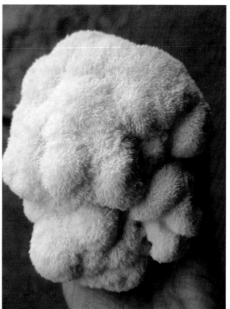

灵 芝

别名:赤芝、仙草、瑞草。

分类:灵芝(*Ganoderma lucidum*)属灵芝科灵芝属。

形态:子实体木栓质或木质。菌盖肾形、半圆形或近圆形,直径3~20厘米,厚0.5~2厘米,表面紫褐色至黑色,有漆样光泽,有明显或不明显的环带或纵皱;菌柄侧生,少有偏生,圆柱形或略偏平,长3~19厘米,粗0.5~1厘米,与菌盖同色或更深,有光泽;孢子褐色,卵圆形。

生境:生于较湿润阔叶林中枯死的树桩周围。

栽培:灵芝属高温型木腐菌,选用材质较硬实的树木截段、灭菌后接种进行栽培。发菌期最适温度22~25℃,空气相对湿度70%以下,中午适时开窗通风;选晴天脱袋后按每畦床排3行竖立在畦床内,袋间距6厘米,覆土;出芝期温度保持在25~28℃,空气相对湿度85%~95%,适度光照;待灵芝菌盖充分展开,开始革质化,呈现棕色且菌盖

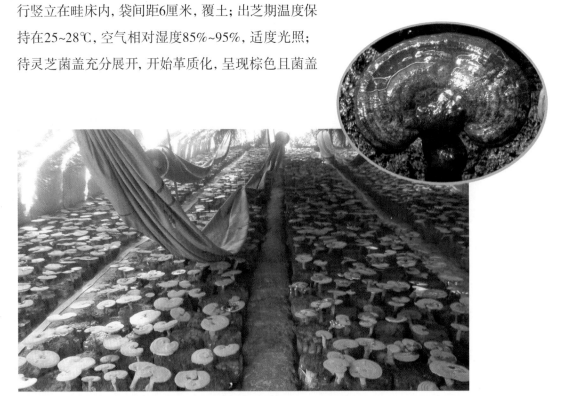

和菌柄表面有漆一样的光泽，即灵芝子实体成熟，开始收集孢子粉。采粉结束后，再采收子实体。

功效：味甘，性平。补气安神，止咳平喘。能够调节人体免疫力，对心血管病、肝炎、糖尿病、肿瘤等疾病有良好协同治疗作用。

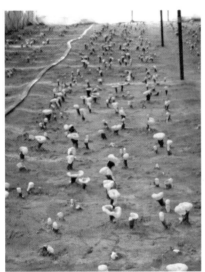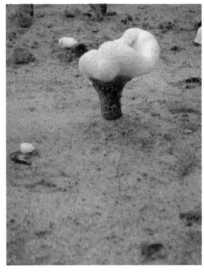

马 勃

别名：牛屎菇、马蹄包、马屁泡。

分类：马勃（*Lycoperdon spp*）属灰包科马勃属。

形态：子实体球形或近球形，直径15~20厘米。不孕基部无或很小；包被两层，薄易消失，外包被成熟后开裂成块与内包被分离。外包被乳白色，后变灰褐色、污灰色；内包被纸质，浅烟色，成熟后与外包被逐渐剥落，仅余一团孢体，孢体灰褐色，有弹性。孢子粉状，球形褐色，直径3.5~5.5微米。

生境：生于湿地腐木上或旷野草地上。

功效：味辛，性平。清肺利咽，止血。用于风热郁肺咽痛、喑哑、咳嗽、创伤出血。

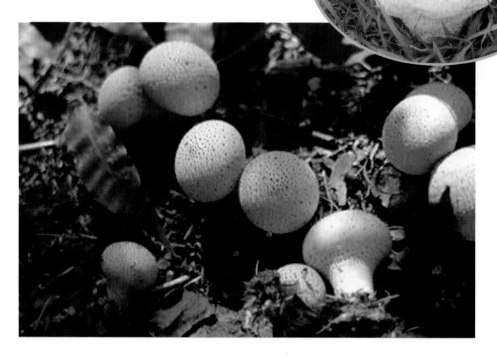

羊肚菌

别称：羊蘑、羊肚。

分类：羊肚菌（*Morehella esculenta*）属羊肚菌科羊肚菌属。

形态：子实体由菌盖和菌柄组成。菌盖近圆锥形，高4~10厘米，宽3~6厘米，顶端钝圆，表面似羊肚状的凹坑，凹坑多长方形，蛋壳色至深褐色。菌柄近圆柱形，长5~7厘米，近白色，中空，上部平滑，基部膨大并有不规则的浅凹槽。

生境：生于阔叶林地上及路旁。

栽培：选择肥沃的壤土，做畦，畦床宽1米，畦间沟宽0.4米，菌种搓成均匀小块撒播在畦床上，并覆土2~3厘米。发菌期土壤温度控制在16~20℃，空气相对湿度65%~85%；出菇期土壤温度控制在10~20℃，土壤含水量26%~33%，土

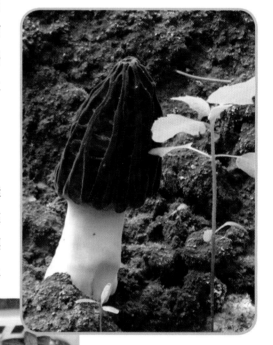

壤表面湿润，空气相对湿度85%~95%，保持散射光照射，避免强光，适时通风换气。待子实体菌盖表面的凹坑明显开裂时，及时采收。

功效：味甘，性平。和胃消食，理气化痰。主治消化不良、痰多咳嗽。

菌

类

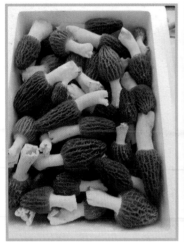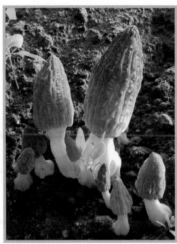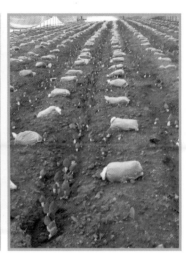

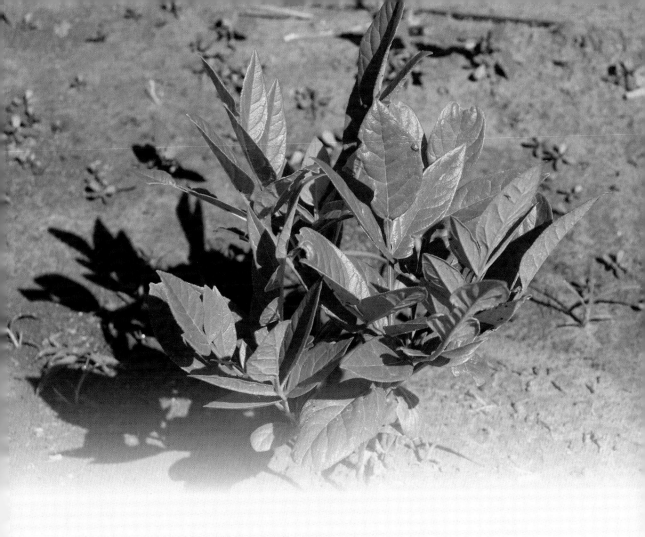

皮　类

白鲜皮

别名：白皮、八股牛、山牡丹、羊鲜草。

分类：白鲜皮（*Dictamnus dasycarpus* Turcz.）属芸香科白鲜属。

形态：多年生草本，全株具香气。根数条丛生。茎直立，高50~65厘米。羽状复叶互生，卵形至椭圆形，先端短尖，边缘具细锯齿，两面密布腺点。叶柄及叶轴两侧有狭翼。总状花序顶生，密被柔毛及腺点；花白色或淡红色，子房上位。蒴果5裂，表面散布黑色油腺和白色细柔毛；种子近球形，黑色。花期4—5月，果期6月。

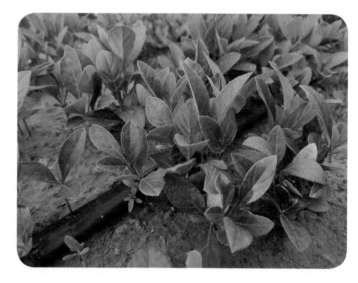

生境：生于土坡灌木丛、山地灌木丛及森林下，山坡阳坡。

功效：根入药。味苦，性寒。清热燥湿，祛风解毒。用于湿热疮毒、黄水淋漓、湿疹、疥疮、风湿热。

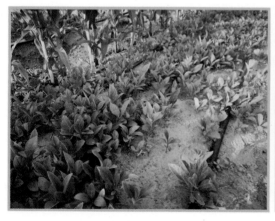

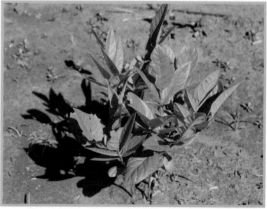

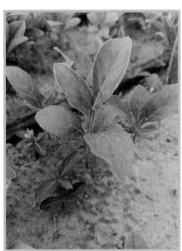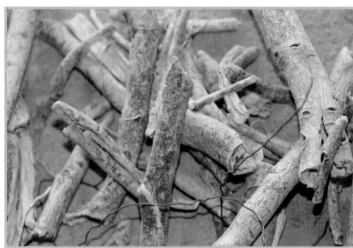

红瑞木

别名：凉子木、红瑞山茱萸。

分类：红瑞木（*Swida alba* Opiz）属山茱萸科山茱萸属。

形态：落叶灌木，高3米。树皮紫红色；老枝血红色，无毛，常被白粉，髓部很宽，白色。叶对生，叶柄长1~2厘米；叶片卵形至椭圆形，长4~9厘米，宽2.5~5.5厘米。伞房状聚伞花序顶生，花小，黄白色；萼坛状，裂片4，萼齿三角形；花瓣4，卵状椭圆形，雄蕊4，着生于花盘外侧，花丝微扁，花药淡黄色，2室；子房近倒卵形，疏被贴伏的短柔毛，柱头盘状，宽于花柱。核果斜卵圆形，花柱宿存，成熟时白色或稍带蓝紫色。花期6—7月，果期8—10月。

生境：生于海拔600~2700米的杂木林或针阔混交林中。

功效：以树皮和枝叶入药。味苦、微涩，性寒。清热解毒，止痢，止血。主治湿热痢疾、肾炎、风湿性关节痛、目赤肿痛、中耳炎、咯血、便血。

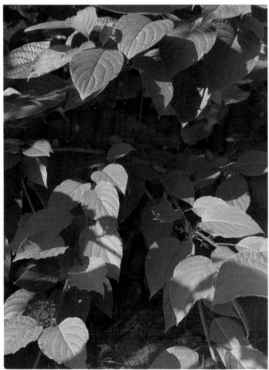
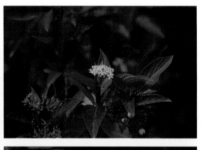
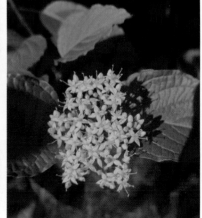

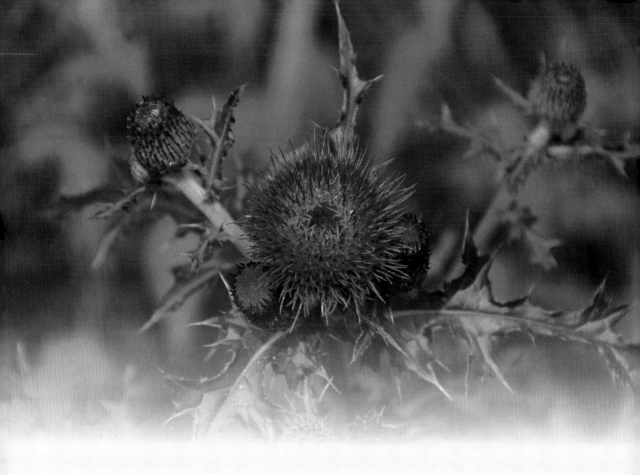

全株类

艾 蒿

别名: 白蒿、冰台、医草、甜艾、灸草。

分类: 艾蒿(*Artemisia argyi* Levl. et Van)属菊科蒿属。

形态: 多年生草本或略成半灌木状, 植株有浓烈香气。主根明显, 略粗长, 直径达1.5厘米, 侧根多; 常有横卧地下根状茎及营养枝。茎单生或少数, 有明显纵棱, 褐色或灰黄褐色, 基部稍木质化, 上部草质, 并有少数短分枝; 茎、枝均被灰色蛛丝状柔毛。叶厚纸质, 上面被灰白色短柔毛, 并有白色腺点与小凹点, 背面密被灰白色蛛丝状密绒毛。头状花序椭圆形, 无梗或近无梗。瘦果长卵形或长圆形。花果期7—10月。

生境: 生于低海拔至中海拔地区的荒地、路旁、河边及山坡等地, 也见于森林草原及草原地区。

功效: 全草入药。味苦、辛, 性温。温经止血, 散寒止痛, 祛湿止痒。主治脘腹冷痛、泄泻转筋、久痢、吐衄下血、崩漏带下、胎动不安、肠痈、疥癣。

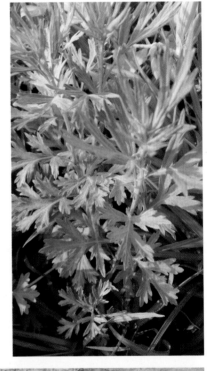

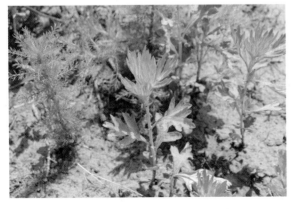

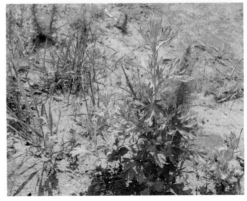

薄 荷

别名:野薄荷、夜息花、蕃荷菜、猫儿薄苛、菝荷。

分类:薄荷(*Mentha haplocalyx* Briq.)属唇形科薄荷属。

形态:多年生草本。茎直立,方柱形,被微柔毛,下部数节具纤细的须根及水平匍匐根状茎,紫棕色或淡绿色,质脆,断面白色,髓部中空。叶对生,有短柄;叶片皱缩卷曲,完整叶片展平后呈宽披针形、长椭圆形或卵形,长2～7厘米,宽1～3厘

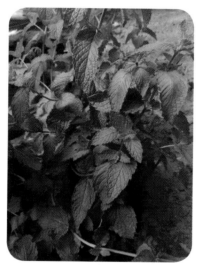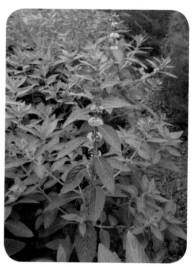

米;上表面深绿色,下表面灰绿色,稀被绒毛,有凹点状腺鳞。轮伞花序腋生,花萼管状钟形,长约2.5毫米,先端5齿裂;花冠淡紫色;雄蕊4;花柱先端2浅裂,裂片钻形。小坚果卵珠形,黄褐色,具小腺窝。花期7—9月,果期10月。

生境:生于海拔2100米以下水沟旁、路边及山野湿地,海拔高达3500米也可生长,对环境的适应性较强。

功效:以干燥地上部分入药。味辛,性凉。宣散风热,清头目,透疹。用于风热感冒、风温初起、头痛、目赤、喉痹、口疮、风疹、麻疹、胸胁胀闷。

波斯菊

别名: 秋英、大波斯菊、秋樱。

分类: 波斯菊(*Cosmos bipinnata* Cav.)属菊科秋英属。

形态: 一年生或多年生草本,高1~2米。根纺锤状,多须根,或近茎基部有不定根。茎无毛或稍被柔毛。叶二次羽状深裂,裂片线形或丝状线形。头状花序单生,直径3~6厘米;花序梗长6~18厘米;总苞片外层披针形或线状披针形,近革质,淡绿色,具深紫色条纹,上端长狭尖,内层椭圆状卵形,膜质;托片平展,上端成丝状,与瘦果近等长;舌状花紫红色、粉红色或白色;舌片椭圆状倒卵形,长2~3厘米,宽1.2~1.8厘米,有3~5钝齿;管状花黄色,长6~8毫米,管部短,上部圆柱形,有披针状裂片;花柱具短突尖的附器。瘦果黑紫色,长8~12毫米,无毛,上端具长喙,有2~3尖刺。花期6—8月,果期9—10月。

生境: 长于海拔2700米以下的路旁、田埂、溪岸等地。喜温暖和阳光,耐干旱,忌积水,不耐寒。

功效: 以全草入药。味甘,性平。清热解毒、明目化湿。对急、慢性细菌性痢疾和目赤肿痛等症有辅助治疗的作用。

补血草

别名:干枝梅、海赤芍、海菠菜、海蔓荆。

分类:补血草[*Limonium sinense*(Girard)Kuntze]属白花丹科补血草属。

形态:多年生草本,株高20~70厘米。茎无叶或少叶,基生叶匙形或倒卵形。花序为有密聚花序的圆锥花序,初期花紫色和粉红色,随着成熟变成白色;花萼漏斗状,萼筒沿脉被长毛,萼檐白色;花冠黄色;花瓣5,蓝紫色;雄蕊5;花柱5,柱头丝状。果实倒卵形,黄褐色。花期7—11月。

生境:生于潮湿的盐土或沙土地。耐瘠薄,耐干旱,抗逆性很强。

功效:以全草入药。味苦、微咸,性凉。清热,利湿,止血,解毒。主治湿热便血、脱肛、血淋、月经过多、痈肿疮毒。

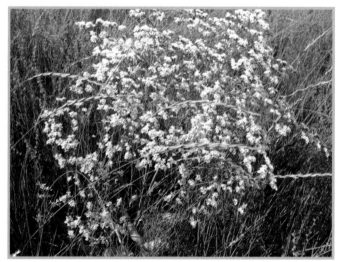
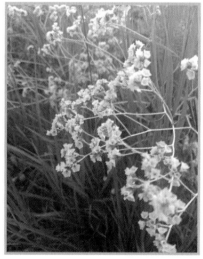

大　蓟

别名：大刺儿菜、大刺盖、老虎脷、山萝卜、牛喳口。

分类：大蓟（*Cirsium japonicum* DC.）属菊科蓟属。

形态：多年生草本，高0.5~1米。根簇生，圆锥形，肉质，表面棕褐色。茎直立，有细纵纹，基部有白色丝状毛。基生叶丛生，有柄，倒披针形或倒卵状披针形，长15~30厘米，羽状深裂，边缘齿状，齿端具针刺，上面疏生白色丝状毛，下面脉上有长毛；茎生叶互生，基部心形抱茎。头状花序顶生，总苞钟状，外被蛛丝状毛，总苞片4~6层，披针形，外层较短；花两性，管状，紫色；花药顶端有附片，基部有尾。瘦果长椭圆形，冠毛多层，羽状，暗灰色。花期5—8月，果期6—8月。

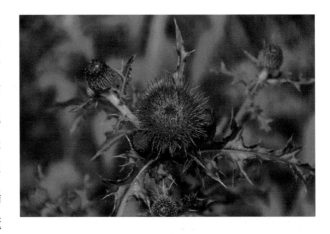

生境：生于山野、路旁、荒地。喜温暖湿润气候，耐寒，耐旱，适应性较强。

功效：以全草和根部入药。味甘、苦，性凉。凉血，止血，祛瘀，消痈肿。主治吐血、衄血、尿血、血淋、血崩、带下、肠风、肠痈、痈疡肿毒、疔疮。

飞燕草

别名：鸽子草、鸽子花、猫眼花、百部草、鸡爪莲、翠雀。

分类：飞燕草[*Consolida ajacis*(L.) Schur]属毛茛科飞燕草属。

形态：一年生草本。茎被弯曲短柔毛，中部以上分枝。茎下部叶在开花时多枯萎，有长柄；叶片卵形，掌状细裂。总状花序顶生或分生枝顶端；花两性，两侧对称；萼片5，宽卵形，长约1.2厘米，紫色、蓝紫色或粉红色，外面被短柔毛；花瓣2，合生，上部变宽，不等2裂，与萼片同色，有距；雄蕊多数，无退化雄蕊；心皮1。蓇葖果长1~1.8厘米，密被短柔毛。花期6—9月，果期7—10月。

生境：生于山坡、草地、固定沙丘。

功效：全草、种子入药。味辛、苦，性温，有毒。种子有催吐、泻下作用；外用杀虫，治疥疮、头虱。主根外用治跌打损伤。

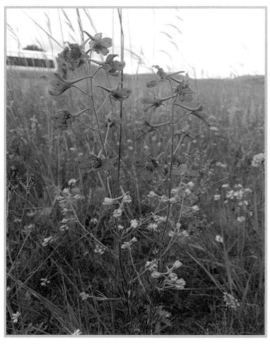 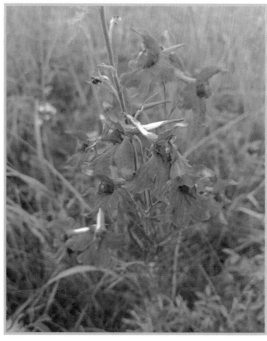

灰 菜

别名: 粉仔菜、灰条菜、灰灰菜、灰藋、白藜。

分类: 灰菜（*Chenopodium ficifolium* Sm.）属藜科藜属。

形态: 一年生草本, 高30~150厘米。茎直立, 粗壮, 具条棱及绿色或紫红色色条, 多分枝; 枝条斜升或开展。叶片菱状卵形至宽披针形, 长3~6厘米, 宽2.5~5厘米, 先端急尖或微钝, 基部楔形至宽楔形, 嫩叶上有紫红色粉, 边缘具不整齐锯齿; 叶柄与叶片近等长, 或为叶片长度的1/2。花两性, 花簇于枝上部排列成圆锥状花序; 花被裂片5, 宽卵形至椭圆形, 背面具纵隆脊, 有粉, 先端或微凹, 边缘膜质; 雄蕊5, 花药伸出花被, 柱头2。果皮与种子贴生; 种子横生, 双凸镜状, 直径1.2~1.5毫米, 边缘钝, 黑色, 有光泽, 表面具浅沟纹; 胚环形。花果期5—10月。

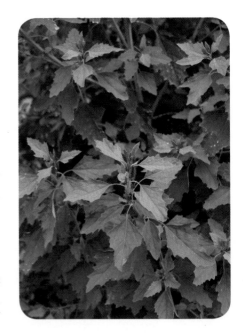

生境: 生于田野、荒地、草原、路边及住宅附近。

功效: 以全草入药。味甘, 性平。清热利湿, 解毒透疹。用于风热感冒、痢疾、腹泻、龋齿痛, 外用治皮肤瘙痒、麻疹不透。

接骨木

别名: 接骨草、扦扦活、铁骨散、大接骨丹、公道老、马尿骚。

分类: 接骨木(*Sambucus williamsii* Hance)属忍冬科接骨木属。

形态: 落叶灌木或乔木, 高4~8米。茎无棱, 多分枝, 灰褐色, 无毛。单数羽状复叶对生, 长卵圆形、椭圆形至卵状披针形, 先端渐尖, 基部偏斜阔楔形, 边缘具锯齿, 两面无毛。顶生圆锥花序, 直径6~9厘米, 卵圆形至长椭圆状卵形, 花白色至淡黄色; 花萼钟形, 裂片5, 舌形; 花冠合瓣, 裂片5, 倒卵形; 雄蕊5, 着生于花冠上, 与裂片互生, 短于花冠。浆果状核果近球形, 黑紫色或红色, 具3~5核。花期4—5月, 果期7—9月。

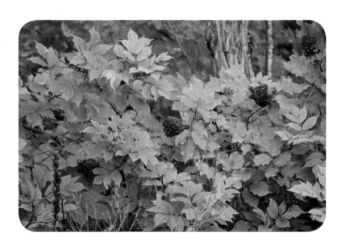

生境: 生于向阳山坡或栽培于庭园。适应性较强, 对气候要求不严。

功效: 以全株入药。味甘、苦, 性平, 无毒。祛风, 利湿, 活血, 止痛。主治风湿筋骨疼痛、腰痛、水肿、风痒、隐疹、产后血晕、跌打肿痛、骨折、创伤出血。

金花葵

别名：菜芙蓉、野芙蓉、黏干、山榆皮。

分类：金花葵（*Hibiseu manihot* L.）属锦葵科秋葵属。

形态：一年生草本，株高2米以上。具粗壮的肉质根，纵深入土70厘米以上。茎粗壮，基部木质化，抗倒伏；主茎长有50余节，每节长1叶，每节长3~6厘米。叶互生，掌状，无深裂，与蓖麻叶片相似。每株开花30~60朵，花大如碗；花单生于上部叶腋间；花冠金黄，紫心金蕊。果实形似棉铃，果角有5棱，外表有白色绒毛，每果角有籽

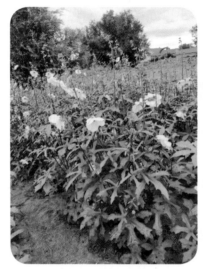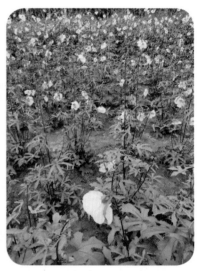

粒80~120粒；种子酱褐色，形似猪腰。花期7—9月。

生境：喜温暖、阳光充足环境，适应性较强，耐寒、耐热、喜湿、耐盐碱，耐40℃高温和–10℃低温。在近水边肥沃沙质壤土生长繁茂，开花多。

栽培：5月上中旬将种子直播于露地苗床，可穴播或条插。亩用种4000~5000粒。每亩用3~5吨农家肥和50~100千克氮磷钾复合肥作基肥，生长期可追肥3~5次。注意田间排水，及时拔除杂草。生长旺季，及时除去靠近地面分枝，以利通风透光。当年夏季开花，果实8—10月陆续成熟，籽粒成熟时易脱落，应及时分批采收留种。金花葵全生育期无任何病虫害，是天然绿色植物。

功效：以全株入药。味甘，性凉。其花朵、鲜果、叶片及茎秆富含多种氨基酸和微量元素。有调节人体内分泌、免疫力，改善心脑血管微循环，抗炎，镇痛，抗疲劳，抗衰老，抗癌，防癌，降血脂等功效。

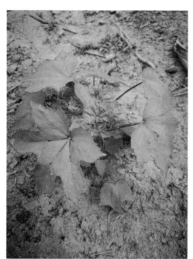
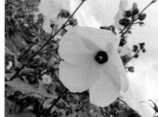
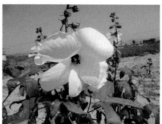
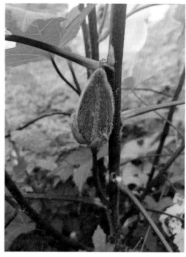

金银木

别名：金银忍冬、膀杷果、金银木。

分类：金银木〔*Lonicera maackii*（Rupr.）Maxim.〕属忍冬科忍冬属。

形态：落叶灌木，高达6米。茎干直径达10厘米，幼枝、叶两面脉上、叶柄、苞片外面都被短柔毛。冬芽小，卵圆形。花两性，花冠合瓣，管状或轮生，2唇形，萼筒贴生于子房，花冠及萼筒5或4裂齿，常具苞片；子房下位，雄蕊5枚；花序多为聚伞、轮伞或2花并生。果实暗红色，圆形，直径5~6毫米；种子具蜂窝状微小浅凹点。花期5—6月，果熟期8—10月。

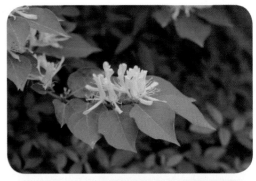

生境：生于林中或林缘溪流附近的灌木丛中，海拔达1800米。喜温暖的环境，亦较耐寒，在中国北方绝大多数地区可露地越冬。

功效：以全株入药。味甘、淡，性寒。祛风，清热，解毒。主治感冒、咳嗽、咽喉肿痛、目赤肿痛、肺痈、乳痈、湿疮。

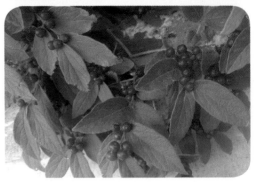

景 天

别名：活血三七、八宝、胡豆七、大打不死。

分类：景天（*Sedum erythrostictum* Miq.）属景天科景天属。

形态：多年生草本。块根胡萝卜状。茎直立，高30~70厘米，不分枝。叶对生，少有互生或3叶轮生，矩圆形至卵状矩圆形，长4.5~7厘米，宽2~3.5厘米，边缘有疏锯齿，无柄。伞房花序顶生；花密生，直径约1厘米；花梗稍短，与花等长；萼片5，披针形，长1.5毫米；花瓣5，白色至浅红色，宽披针形，长5~6毫米；雄蕊10，与花瓣等长或稍短，花药紫色；鳞片矩圆状楔形，长1毫米；心皮5，分离针形。

生境：生于山坡草地及沟边。喜温暖、向阳，耐旱。

功效：以全草入药，多鲜用。味苦、酸，性寒。清热解毒，活血止血。主治赤游丹毒、疔疮痈疖、火眼目翳、烦热惊狂、风疹、漆疮、烧烫伤、蛇虫咬伤、吐血、咯血、月经量多、外伤出血。

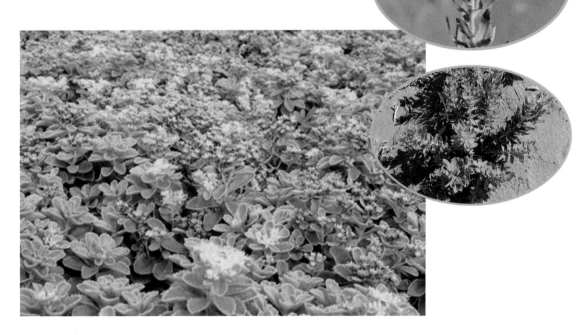

全株类

龙 葵

别名: 天茄子、老鸦酸浆草、天泡草。

分类: 龙葵 (*Solanum nigrum* L.) 属茄科茄属。

形态: 一年生草本。根圆锥形, 淡黄色。茎直立, 叶互生, 叶片卵形或近菱形, 先端渐尖或钝尖, 基部宽楔形, 下延至叶柄, 全缘或有疏波状齿, 无毛或被疏毛。伞形聚伞花序腋生, 花冠白色, 钟形, 5裂, 雄蕊5, 花药顶端2孔开裂, 子房2室, 花柱长。浆果球形, 熟时紫黑色, 基部有宿萼。花期6—7月。

生境: 喜生于田边、荒地及村庄附近。

功效: 全草入药。味苦, 性寒。清热解毒, 利水消肿。用于感冒发烧、牙痛、慢性支气管炎、白带过多、前列腺炎、痢疾。外用治痈疖疔疮、天疱疮、蛇咬伤。

麻 黄

别名: 麻黄草、木麻黄、结力根、山麻黄。

分类: 麻黄(*Ephedra sinica* Stapf.)属麻黄科麻黄属。

形态: 草本状小灌木, 高30~80厘米。木质茎粗长, 直立, 上部多分枝; 小枝较细, 节间较短, 通常1.5~2.5厘米。叶膜质鞘状, 大部分合生, 仅上部约1/4分离, 裂片2, 钝三角形, 长1.5~2毫米。雄球花单生或3~4集生于节上, 较小, 长2~3毫米, 苞片3~4对, 雄花的假花被窄倒卵形, 基部1/3处合生, 雄蕊6~8枚, 花丝全部合生; 雌球花1~2, 较窄小, 窄长椭圆形, 珠胚管弯曲, 雌球花成熟时苞片肉质, 红色, 呈浆果状。种子常1粒成熟。花期6—7月, 种子成熟期8—9月。

生境: 生于山坡、平原、干燥荒地、河床及草原等处, 常组成大面积的单纯群落。

功效: 全草入药。味辛、微苦, 性温。发汗散寒, 宣肺平喘, 利水消肿。

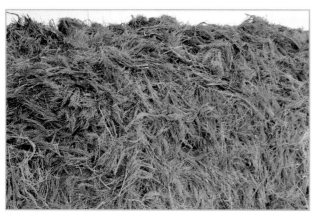

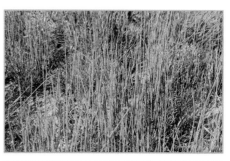

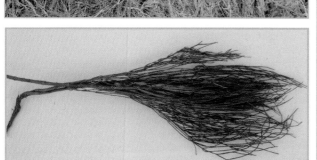

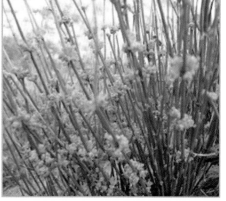

马齿苋

别名：长命菜、瓜子菜、五方草、马齿菜、长寿菜、猪母菜、马蛇子菜。

分类：马齿苋（*Portulaca oleracea* L.）属马齿苋科马齿苋属。

形态：一年生草本，长达35厘米。茎下部匍匐，四散分枝，肥厚多汁，淡绿色或带暗红色，全体光滑无毛。叶互生，叶片扁平，肉质肥厚，先端圆，稍凹下或平截，基部宽楔形，形似马齿状，全缘，上面暗绿色，下面淡绿色或带暗红色；叶柄粗短。花无梗，3~5朵簇生于枝顶叶状总苞内；苞片4~5，叶状；萼片2，绿色，盔形；花瓣5，黄色，倒卵形；雄蕊10~12，花药黄色；子房下位，无毛。蒴果卵球形，自腰部横裂为帽盖状；种子细小，扁圆形，黑褐色，有光泽。花期5—8月，果期6—9月。

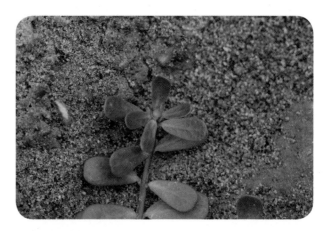

生境：生于菜园、农田、路旁，为田间常见杂草。耐旱，亦耐涝，生命力强。

功效：以全株入药。味酸，性寒。清热解毒，散血消肿。主治热痢脓血、热淋、血淋、带下、痈肿恶疮、丹毒、瘰疬。

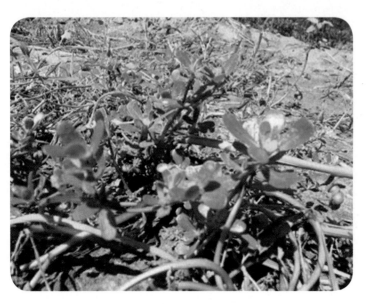

蒲公英

别名：黄花地丁、婆婆丁、蒲公草。

分类：蒲公英（*Taraxacum mongolicum* Hand.-Mazz.）属菊科蒲公英属。

形态：多年生草本，含白色乳汁。根深长，单一或分枝，外皮黄棕色。叶根生，莲座状，狭倒披针形，大头羽裂或倒向羽裂。花茎比叶短或等长，结果时伸长，上部密被白色珠丝状毛。

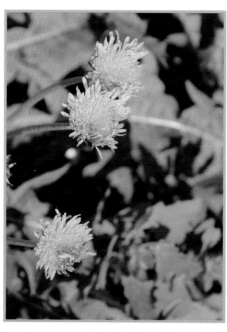

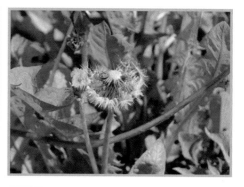

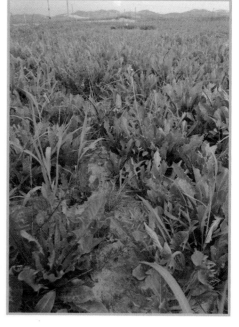

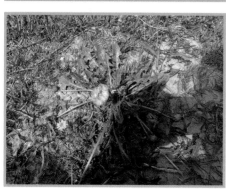

头状花序单一,顶生;总苞片草质,绿色,部分淡红色或紫红色,先端有或无小角,有白色珠丝状毛;舌状花鲜黄色,先端平截,5齿裂,两性。瘦果倒披针形,土黄色或黄棕色,有纵棱及横瘤,先端有喙,顶生白色冠毛。花期早春及晚秋。

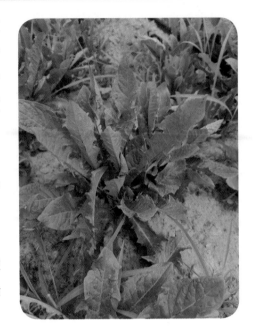

生境:生于中、低海拔地区的山坡草地、路边、田野、河滩。适宜疏松、肥沃、湿润、排水良好的沙质壤土种植。

栽培:采用种子和分株繁殖。种子无休眠期,从春到秋可随时播种。根据市场需求,冬季也可在温室内播种。露地直播可条播或撒播。及时中耕除草和间苗。病虫害注意防治蚜虫。

功效:全草入药。味甘、苦,性寒。清热解毒,消肿散结,利尿通淋。主治疔疮肿毒、乳痈、目赤咽痛、肺痈、湿热黄疸、热淋涩痛。

千屈菜

别名:马鞭草、败毒草。

分类:千屈菜(*Lythrum salicaria* L.)属千屈菜科千屈菜属。

形态:多年生草本。根茎横卧于地下,粗壮。茎直立,多分枝,全株青绿色,略被粗毛或密被绒毛,枝具4棱。叶对生或三叶轮生,披针形或阔披针形,顶端钝形或短尖,基部圆形或心形,全缘,无柄。花组成小聚伞花序,簇生;苞片阔披针形至三角状卵形;附属体针状,直立,红紫色或淡紫色,倒披针状长椭圆形,基部楔形,着生于萼筒上部,有短爪,稍皱缩,伸出萼筒之外;子房2室,花柱长短不一。蒴果扁圆形。花期7—9月,果期9—10月。

生境:生于河岸、湖畔、溪沟边和潮湿草地。喜强光,耐寒性强,喜水湿,对土壤要求不严,在深厚、富含腐殖质的土壤上生长更好。

功效:全草入药。味微苦,性微寒。清热,凉血,收敛,止泻。治痢疾、崩漏、吐血、外伤出血、疮疡溃烂等。

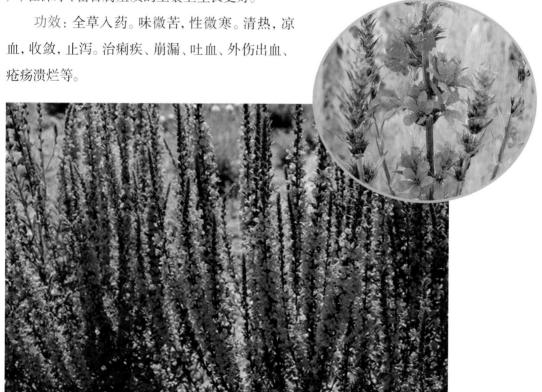

青 蒿

别名：苦蒿、草蒿、香蒿、黑蒿、草青蒿。

分类：青蒿（*Artemisia carvifolia*）属菊科蒿属。

形态：一年生草本，植株有香气。主根单一，垂直，侧根少。茎单生，高达150厘米，上部多分枝，下部稍木质化。叶片两面青绿色或淡绿色，无毛；裂片长圆形，基部楔形，叶柄基部有小形半抱茎的假托叶。头状花序半球形或近半球形，具短柄，下垂，基部有线形的小苞叶，外层总苞片狭小，长卵形或卵状披针形，背面绿色，无毛，内层总苞片半膜质或膜质；花淡黄色；花冠狭管状，花柱伸出花冠管外。瘦果长圆形至椭圆形。花期和果期6—9月。

生境：生于山坡、路边、河岸等处。喜温暖湿润气候，不耐荫蔽，忌涝。

功效：以全草入药。味苦、辛，性寒。清虚热，除骨蒸，解暑热，截疟退黄。用于温邪伤阴、夜热早凉、阴虚发热、骨蒸劳热、暑邪发热、疟疾寒热、湿热黄疸等病症的治疗。

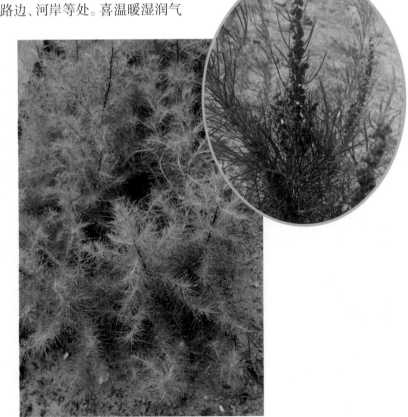

石 竹

别名:中国石竹、中国沼竹、石竹子花、洛阳花。

分类:石竹(*Dianthus chinensis* L.)属石竹科石竹属。

形态:多年生草本,高30~50厘米,全株无毛,带粉绿色。茎由根茎生出,疏丛生,直立,上部分枝。叶片线状披针形,顶端渐尖,基部稍狭,全缘,有细小齿,中脉较显。花单生枝端或数花集成聚伞花序;紫红色、粉红、鲜红或白色,顶缘不整齐齿裂,喉部有斑纹,疏生髯毛;雄蕊露出喉部外,花药蓝色;子房长圆形,花柱线形。蒴果圆筒形,包于宿存萼内;种子黑色,扁圆形。花期5—6月,果期7—9月。

生境:生于草原和山坡草地。耐寒、耐干旱,不耐酷暑,喜阳光充足、干燥、通风及凉爽湿润气候。要求肥沃、疏松、排水良好及含石灰质的壤土或沙质壤土栽培,忌水涝,好肥。

功效:以全草或根入药。味苦,性寒。利尿通淋,破血通经,散瘀消肿。治疗尿路感染、热淋、尿血、妇女经闭、疮毒、湿疹。

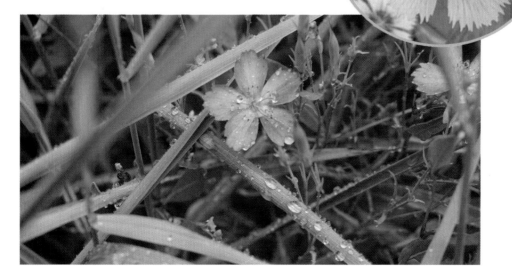

田旋花

别名：小旋花、中国旋花、箭叶旋花、野牵牛、拉拉菀。

分类：田旋花（*Convolvulus arvensis* L.）属旋花科旋花属。

形态：多年生缠绕草本。叶互生，卵状长圆形或三角状卵形，长不到宽的2倍，先端微圆，基部近戟形或箭形，全缘或微波状。花1~2朵生于叶腋，花梗细长；苞片2，线形；花冠淡红色，漏斗状，有不明显的裂片5。蒴果球形。花期6—8月。

生境：生于耕地及荒坡草地、村边路旁。

功效：全草或花入药。味辛，性温，有毒。祛风，止痛，止痒。主治风湿痹痛、牙痛、神经性皮炎。

瓦 松

别名: 向天草、瓦花、酸塔、塔松。

分类: 瓦松[*Orostachys fimbriatus* (Turcz.) Berger]属景天科瓦松属。

形态: 二年生草本。基生叶莲座状排列, 短, 先端为白色附属物, 半圆形, 边缘流苏状, 中央有一针状尖头; 茎生叶线形至倒卵形, 先端长尖。花茎高10~20厘米; 总状花序或圆锥状花序; 苞片线形, 花梗长达1厘米; 萼片长圆形, 长1~3厘米, 花瓣红色或白色, 长卵状披针形或针形; 雄蕊短于或与花瓣等长; 花药紫色。菁葖果长圆形, 种子多数, 卵形。花期8—9月, 果期9—10月。

生境: 生于石质山坡、岩石上以及瓦房或草房顶上。广泛分布在深山向阳坡面、岩石隙间, 古老屋瓦缝中也有生长, 耐旱耐寒。

功效: 地上部入药。味酸、苦, 性凉。凉血止血, 解毒, 敛疮。治吐血、鼻衄、血痢、肝炎、疟疾、热淋、痔疮、湿疹、痈毒、疔疮、汤火灼伤、月经不调、宫颈糜烂、乳糜尿。

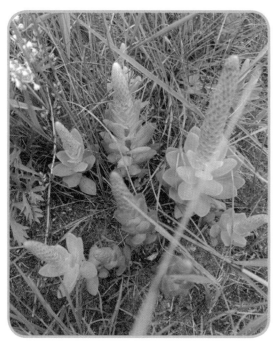 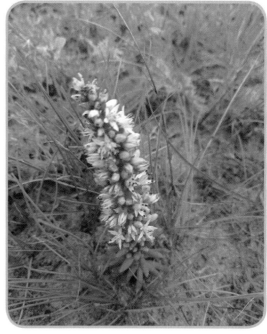

委陵菜

别名：翻白草、白头翁、蛤蟆草、天青地白、龙牙草。

分类：委陵菜（*Potentilla chinensis* Ser.）属蔷薇科委陵菜属。

形态：多年生草本，高30～60厘米，全株密生长柔毛。主根发达，圆锥形或圆柱形。茎直立或略斜生。羽状复叶，顶端小叶最大，两侧小叶渐次变小，有托叶；基生叶通常有小叶15片以上，少数可达31片；茎生叶有小叶3～13片；小叶片长圆形至长圆状倒披针形，边缘缺刻状羽状深裂，裂片三角形，常反卷，上面绿色，具疏短柔毛，下面灰白色，密被白色绵毛。聚伞花序聚集；花萼5，阔卵圆形，与副萼互生，副萼线状披针形；花瓣5片，深黄色；雄蕊多数，子房近卵形，花柱侧生，短。瘦果有毛，多数，聚生于被有绵毛的花托上，花萼宿存。花期5—8月，果期6—9月。

生境：生于海拔400~3200米的山坡草地、沟谷、林缘、灌丛或疏林下。

功效：以全草入药。味苦，性寒。清热解毒，凉血止痢。用于治疗赤痢腹痛、久痢不止、痔疮出血、痈肿疮毒。

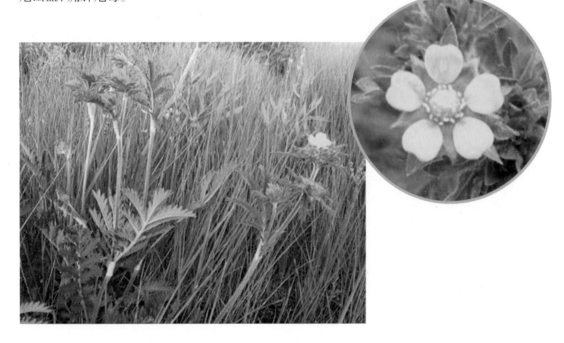

溪黄草

别名：香茶菜、熊胆草、山羊面、溪沟草、土黄连。

分类：溪黄草〔*Rabdosia serra*（Maxim.）Haza〕属唇形科香茶菜属。

形态：多年生草本。茎叶对生，卵圆形或卵圆状披针形或披针形。圆锥花序生于茎及分枝顶上，花冠紫色。成熟小坚果阔卵圆形。花、果期8—9月。

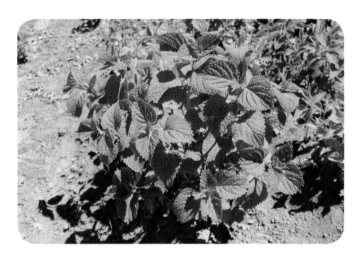

生境：生于海拔120~1250米的山坡、路旁、田边、溪旁、草丛、灌丛、林下。

栽培：育苗移栽、扦插繁殖和分株繁殖均可。结合整地亩施农家肥3000~4000千克，按20厘米×20厘米的行株距定植，定植后覆土浇透定植水。定植后10天，亩施尿素5千克，定植后15~20天再每亩施稀人畜粪尿约1000千克，以后每月施有机肥1~2次，植株封行后再亩施30千克颗粒复合肥1~2次。每年浅耕、除草3~4次。晴天收割，收割后及时干燥，待叶片回软时捆压成件。

功效：全草入药。味苦，性寒。清热利湿，退黄祛湿，凉血散瘀。

小 蓟

别名：刺儿菜、青青菜、野红花、刺蓟菜、刺角菜、刺儿草。

分类：小蓟〔*Cirsium setosum*（Wild.）MB.〕属菊科蓟属。

形态：多年生草本，高25~50厘米。具匍匐根茎。茎直立，微紫色，有纵槽，被白色柔毛，上部稍有分枝。叶互生，无柄，叶片长椭圆形或椭圆状披针形，先端钝，有刺尖，基部狭窄或圆钝；全缘或微齿裂，边缘有金黄色小刺，两面均被有绵毛，开花后下部叶凋落。头状花序顶生，直立，花单性，雌雄异株，管状花，紫红色，雄花序较小，有不育雄蕊；雌花序较大，有不育雌蕊。瘦果椭圆形或长卵形，冠毛羽毛状。花期5—6月，果期5—7月。

生境：生于荒地、田间和路旁。

功效：全草入药。味甘、苦，性凉。凉血止血，祛瘀解毒，消痈。治吐血、衄血、尿血、血淋、便血、血崩、急性传染性肝炎、创伤出血、疔疮、痈毒。

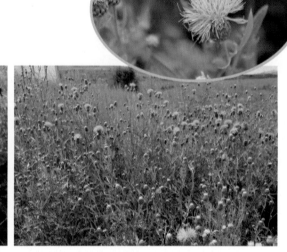

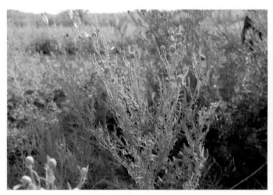

野西瓜苗

别名: 香铃草、灯笼花、小秋葵、打瓜花。

分类: 野西瓜苗 (*Hibiscus trionum* L.) 属锦葵科木槿属。

形态: 一年生草本。茎柔软,具白色星状粗毛。叶掌状裂,再羽状深裂。花单生叶腋,裂片5,膜质;小苞片12枚,线形;萼钟状,裂片三角形。花冠5瓣,白色,具紫色心。蒴果圆球形,有长毛;种子成熟后黑褐色,粗糙而无毛。花期7—9月。

生境: 常见于路旁、田埂、荒坡、旷野等处。

功效: 以全草、种子入药。味甘,性寒。清热解毒,祛风除湿,润肺止咳,利尿。主治急性关节炎、感冒咳嗽、肠炎、痢疾。外用治烧烫伤、疮毒。

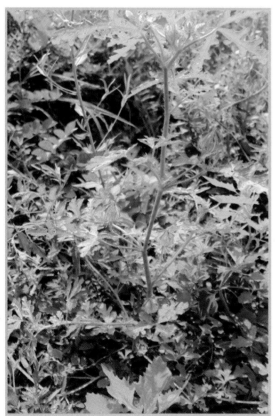
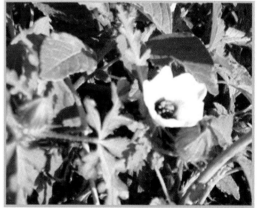
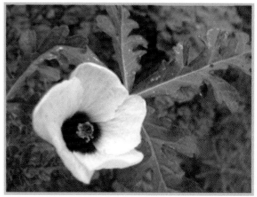

野苋菜

别名：野苋、苋菜、光苋菜。

分类：野苋菜（*Herba seu Radix* Amaranthi）属苋科苋属。

形态：一年生草本，高10~30厘米。茎基部分枝，微具条棱，无毛，淡绿色至暗紫色，上部暗红带绿。单叶互生，叶柄长1~3.5厘米，叶片卵形或菱状卵形，长1.5~4.5厘米，宽1~3厘米，先端凹缺或钝，基部阔楔形，全缘或稍呈波状。花小，簇生叶腋或成顶生穗状花序或圆锥花序，苞片干膜质，长圆形；花被片3，雄蕊3，柱头3或2，果熟时脱落。胞果扁卵形，不裂，近平滑或略具皱纹；种子环形，黑色至黑褐色，边缘具环状边。花期7—8月，果期8—9月。

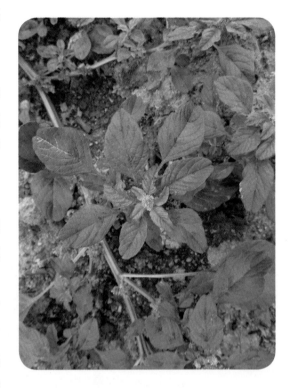

生境：生于庭园、路边、旷野、田间或村舍附近草地。

功效：以全草入药。味甘，性微寒。清热解毒，利尿。主治痢疾、腹泻、疔疮肿毒、毒蛇咬伤、蜂螫伤、小便不利、水肿。

一品红

别名: 象牙红、老来娇、圣诞花、圣诞红、猩猩木。

分类: 一品红(*Euphorbia pulcherrima* Willd. et Kl.)属大戟科大戟属。

形态: 根圆柱状, 极多分枝。茎直立, 高1~3米, 直径1~4厘米, 无毛。叶互生, 卵状椭圆形、长椭圆形或披针形, 绿色, 边缘全缘或浅裂, 叶面被短柔毛或无毛, 叶背被柔毛; 苞叶5~7枚, 狭椭圆形, 长3~7厘米, 宽1~2厘米, 全缘, 极少边缘浅波状分裂, 朱红色。花序聚伞排列于枝顶; 总苞坛状, 淡绿色, 边缘齿状5裂, 裂片三角形, 无毛。蒴果三棱状圆形, 平滑无毛。种子卵状, 灰色或淡灰色, 近平滑, 无种阜。花果期10月至次年4月。

生境: 一品红是短日照植物, 喜温暖, 温度不低于10℃; 喜湿润, 生长期水分要供应充足; 喜阳光, 在茎叶生长期需充足阳光, 促使茎叶生长迅速繁茂。

功效: 以全株入药。味苦、涩, 性凉。调经止血, 接骨, 消肿。用于月经过多、跌打损伤、外伤出血、骨折。

益母草

别名: 茺蔚、坤草、九重楼、云母草、红花艾、野天麻。

分类: 益母草(*Leonurus japonicus* Houtt.)属唇形科益母草属。

形态: 一年生或二年生草本。主根上有密生须根。茎直立, 钝四棱形, 微具槽; 茎下部叶为卵形, 茎中部叶为菱形。轮伞花序腋生, 圆球形, 长穗状花序, 花冠粉红至淡紫红色。小坚果褐色, 三棱形。花期6—9月, 果期7—10月。

生境: 生于荒地、路旁、田埂、山坡草地、河边, 向阳处为多。

栽培: 整地时每亩施腐熟农家肥1500~2000千克, 耕翻、耙细、做畦。播种前, 将种子用细土、人畜粪尿拌种, 湿度以能够散开为度。在畦内开横沟, 行距25厘米, 株距10厘米, 深4~7厘米, 播前在沟中施人畜粪尿2500~3000千克, 然后均匀撒入种子, 不必盖土。苗高5厘米时间苗, 苗高15~20厘米时定苗。每次中耕除草后, 追氮肥一次, 追肥时浇水。

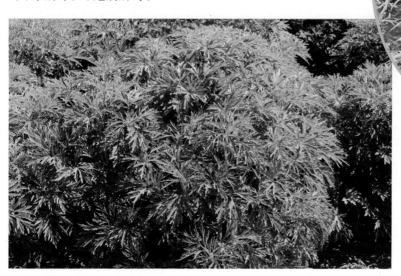

功效: 全草入药, 种子为茺蔚子。性苦、辛, 微寒。活血调经, 利尿消肿, 清热解毒。用于月经不调、痛经经闭、恶露不尽、水肿尿少、疮疡肿毒。

茵　陈

别名:绵茵陈、茵陈蒿、白蒿、绒蒿、猴子毛。

分类:茵陈(*Artemisia capillaris* Thunb.)属菊科牛至属。

形态:多年生草本或半灌木状,高0.5～1米。茎直立,基部木质化,表面黄棕色,具纵条纹,多分枝;幼枝有褐色丝状毛,成长后近无毛。叶1～3回羽状深裂,下部裂片较宽短,常被短柔毛;中部叶裂片细长如发,宽约1毫米;上部叶羽状分裂,3裂或不裂,近无毛。头状花序小而多,密集成复总状;总苞片3～4层,无毛,外层卵形,内层椭圆形,中央绿色,边缘膜质;花黄色,管状,外层花3～5,雌性,内层花两性5～7。瘦果长圆形,长约0.8毫米,无毛。花期9—10月,果期10—12月。

生境:生于低海拔地区河岸、海岸附近的湿润沙地、路旁及低山坡地区。

功效:以全草入药。味苦、辛,性微寒。清湿热,退黄疸。用于黄疸尿少、湿疮瘙痒、传染性黄疸型肝炎。

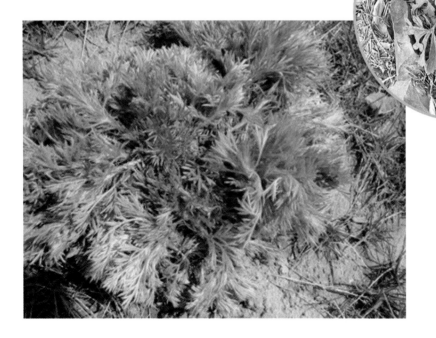

玉 簪

别名：白玉簪、白鹤花、玉簪花、玉泡花、白鹤草。

分类：玉簪（*Hosta plantaginea* Aschers.）属百合科玉簪属。

形态：多年生草本。具粗根茎。叶根生；叶柄长20~40厘米；叶片卵形至心状卵形，长15~25厘米，宽9~15.5厘米。花葶从叶丛中抽出，具1枚膜质的苞片状叶；总状花序，花梗长1.2~2厘米，基部具苞片，苞片长2~3厘米，宽1~1.2厘米；花白色，芳香，花被筒下部细小，长5~6厘米，直径2.5~3.5厘米，花被裂片6，长椭圆形，长3.5~4厘米，宽约1.2厘米；雄蕊下部与花被筒贴生，与花被等长，或稍伸出花被外；子房长约1.2厘米；花柱常伸出花被外。蒴果圆柱形，长6厘米，直径1厘米。花期7—8月，果期8—9月。

生境：生于阴湿地区。喜阴湿，耐寒，耐旱，怕阳光直晒。

功效：以全草、根和花入药。味苦、辛，性寒，有毒。清热解毒，散结消肿，利水通经。主治乳痈、痈肿疮疡、瘰疬、毒蛇咬伤。

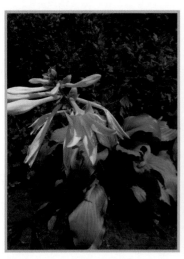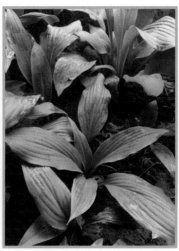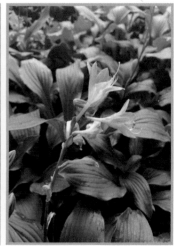

芫 荽

别名:香菜、胡荽、香荽。

分类:芫荽(*Coriandrum sativum* L.)属伞形科芫荽属。

形态:一年生草本,高20~60厘米,全株光滑无毛,有强烈香气。根细长,圆锥形。茎直立,有条纹。基生叶1~2回羽状全裂,裂片广卵形或楔形,边缘深裂或具缺刻,叶柄长3~15厘米;茎生叶互生,2~3回羽状细裂,最终裂片线形,全缘。复伞形花序顶生,无总苞;伞幅2~8;小总苞片线形;伞梗4~10;花小,萼齿5,不相等;花瓣5,白色或淡红色,倒卵形,在小伞形花序外缘的花具辐射瓣。双悬果近球形,光滑,果棱稍凸起。花期4—7月,果期7—9月。

生境:对土壤要求不严,但土壤结构好、保肥保水性能强、有机质含量高的土壤有利于芫荽生长。

栽培:春、秋季皆可露地栽培。翻土深15~20厘米,让其风化晒垄2周以上,后亩撒施腐熟农家肥4000~5000千克、复合肥10~15千克作基肥,做畦宽140~150厘米,高20~25厘米,沟宽30~40厘米。浇水同时追施速效氮肥1~2次。注意中耕和适当间苗,间苗时拔除杂草。芫荽对水肥的需求不高,只需保证土壤处在湿润状态即可。芫荽长至15厘米以上即可采收。

功效:全草与成熟果实入药。味辛,性温。发表透疹,健胃。全草,治麻疹不透、感冒无汗;果,治消化不良、食欲不振。

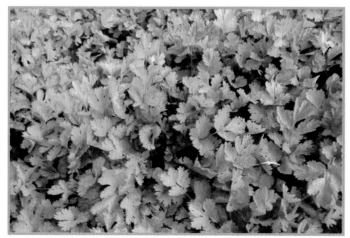
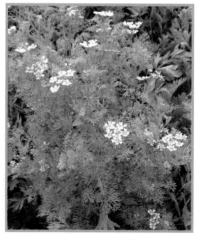

全株类

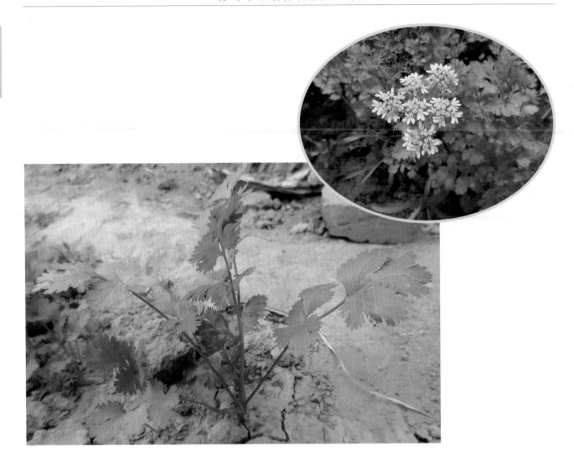

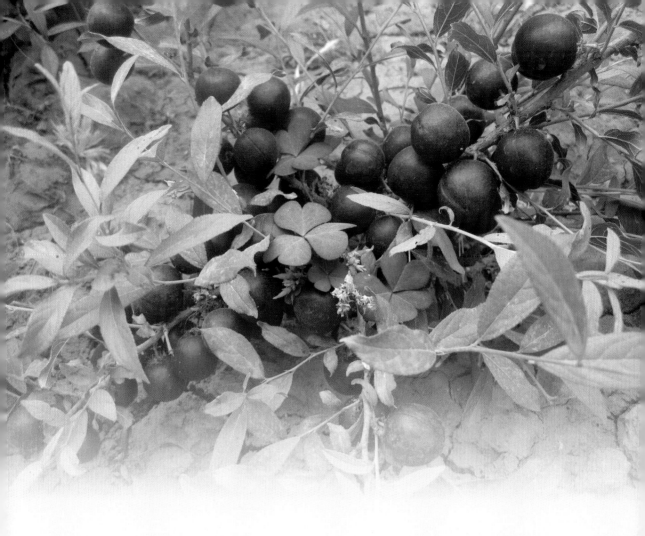

种 子 类

蓖 麻

别名:红蓖麻、勒菜、杜麻、草麻、大麻子。

分类:蓖麻(*Ricinus communis* L.)属大戟科蓖麻属。

形态:一年生粗壮草本或草质灌木,高达5米。茎绿色或紫红色,有白粉。叶互生,盾状圆形,掌状7~9深裂,边缘有不规则锯齿,齿端有腺体。总状或圆锥状花序顶生,下部生雄花,上部生雌花;花被3~5裂;雄花雄蕊多数,花丝分枝;雌花子房卵形,密生刺状物,3室。蒴果球形,有刺。花期7—9月,果期10月。

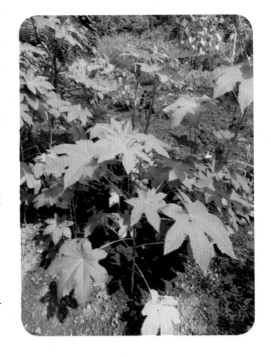

生境:喜高温,不耐霜,对土壤酸碱适应性强。

功效:叶、根和种子入药。叶,味甘、辛,性平,有毒。消肿拔毒,止痒。治疮疡肿毒、湿疹瘙痒。根,味淡,微辛,性平。祛风活血,止痛镇静,用于风湿关节痛、破伤风、癫痫、精神分裂症。种子,味甘、辛,微辛,性平。消肿拔毒,泻下通滞。

侧 柏

别名：黄柏、香柏、扁柏、香树。

分类：侧柏［*Platycladus orientalis* (L.) Franco］属柏科侧柏属。

形态：常绿乔木，高达20米，胸径可达1米。树皮薄，浅灰褐色，纵裂成条片；小枝扁平，直展，排成一平面。叶鳞形，交叉对生排列，叶背中部具腺槽。花雌雄同株，单性花，雄球花黄色，雌球花蓝绿色，被白粉。球果近卵圆形，成熟后木质，开裂，红褐色；种子卵圆形，顶端微尖，灰褐色或紫褐色，稍有棱脊。花期3—4月，球果10月成熟。

分布：生于湿润肥沃地，石灰岩山地也有生长。除青海和新疆外，全国多地均有分布。

功效：以枝、叶和种子入药。味苦、涩，性微寒。凉血、止血，清利湿热，生发乌发，祛痰止咳。用于吐血、衄血、咯血、便血、崩漏、风湿痹痛、脱发、须发早白、咳嗽。

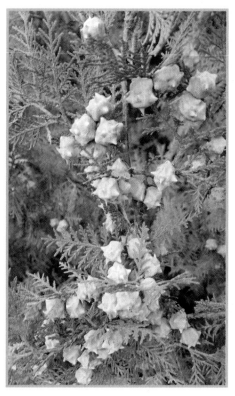 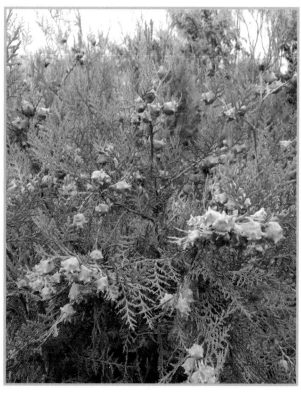

车前子

别名: 车前草、车前实、车前、车前仁、车辙子。

分类: 车前子(*Plantago asiatica* L.)属车前科车前属。

形态: 多年生草本。叶丛生, 直立或展开, 具长柄。顶生穗状花序, 匙形花萼4, 基部稍合生; 花冠管卵形, 先端4裂; 雄蕊4, 与花冠裂片互生; 雌蕊1。蒴果卵状圆锥形。花期6—9月, 果期7—10月。

生境: 生于山野、路旁、田埂及河边等地。

功效: 种子入药。味甘, 性寒。清热利尿, 渗湿通淋, 明目, 祛痰。用于热淋涩痛、水肿胀满、暑湿泄泻、目赤肿痛、痰热咳嗽。

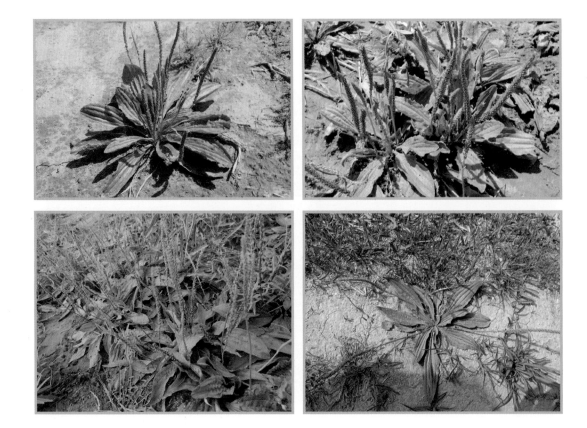

急性子

别名: 凤仙花子、透骨草、凤仙花、指甲花。

分类: 急性子 (*Impatientis balsamina* L.) 属凤仙花科凤仙花属。

形态: 一年生草本, 高60~100厘米。茎粗壮, 肉质, 常带红色, 节略膨大。叶互生, 披针形, 长6~15厘米, 宽1.5~2.5厘米, 先端长, 渐尖, 基部楔形, 边缘有锐锯齿; 叶柄两侧有腺体。花不整齐, 单一或数朵簇生于叶腋, 密生短柔毛, 粉红色、红色、紫红色或白色; 萼片3, 花瓣状; 花瓣5, 侧瓣合生, 不等大; 雄蕊5, 花药黏合; 子房上位, 5室。蒴果密生绒毛。种子圆形, 黄褐色。花期6—8月, 果期9月。

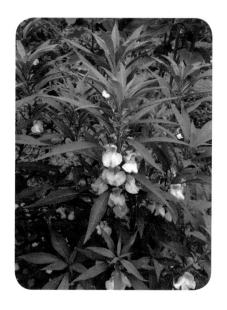

生境: 生于荒地、路边、宅旁菜园等地。对环境条件要求不严, 适应性较强, 在多种气候条件下均能生长。

功效: 以种子入药。味微苦、辛, 性温。行瘀降气, 软坚散结。主治痛经、产难、产后胞衣不下、噎膈、痞块、骨鲠、龋齿、疮疡肿毒。

决明子

别名: 决明、草决明、马蹄决明、假绿豆、羊角豆、野青豆。

分类: 决明子 (*Cassia obtusifolia* L.) 属豆科决明属。

形态: 一年生半灌木状草本。上部分枝多。叶互生, 羽状复叶; 小叶3对, 倒卵形或倒卵状长圆形, 先端圆形, 基部楔形, 边缘有柔毛, 最下一对小叶间有一条形腺体, 或下面两对小叶间各有一腺体。花成对腋生, 最上部聚生; 总花梗极短; 萼片5, 倒卵形; 花冠黄色, 花瓣5, 倒卵形, 基部有爪; 雄蕊10, 花药顶端急狭呈瓶颈状; 子房细长, 花柱弯曲。荚果细长, 近四棱形; 种子多数, 棱柱形或菱形略扁, 淡褐色, 两侧各有1条线形斜凹纹。花期6—8月, 果期8—10月。

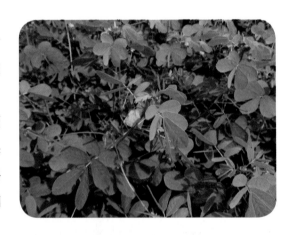

生境: 生于村边、路旁、山坡等地。喜高温湿润气候, 盛夏高温多雨季节生长最快。

功效: 以种子入药。味甘、苦、微咸, 性微寒。清肝明目, 润肠通便。用于目赤涩痛、羞明多泪、头痛目眩、大便秘结。

苦杏仁

别名: 杏核仁、杏子、木落子、杏梅仁。

分类: 苦杏仁属于蔷薇科植物杏 (*Prunus armeniacae* L.) 的干燥成熟种子。

形态: 杏仁呈扁心形, 长1~2厘米, 宽0.8~1.5厘米, 厚0.5~0.8厘米; 深棕色, 一端尖, 另端钝圆, 肥厚, 表面有深棕色的脉纹; 种皮薄, 子叶2片, 乳白色, 富油性; 气微, 味苦。

生境: 杏树生于干燥向阳山坡、丘陵或草原。

功用: 种仁入药。味苦, 性温, 有小毒。祛痰止咳, 平喘, 润肠。用于咳嗽气喘、胸满痰多、肠燥便秘。

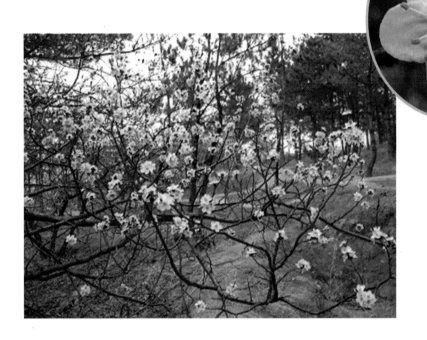

种子类

欧 李

别名: 山梅子、小李仁、郁李仁。

分类: 欧李(*Prunus humilis* Bunge)属蔷薇科樱属。

形态: 落叶灌木, 高1~1.5米。树皮灰褐色, 小枝被柔毛。叶互生, 长圆形或椭圆状披针形, 长2.5~5厘米, 宽1~2厘米, 先端尖, 边缘有浅细锯齿, 下面沿主脉散生短柔毛; 托叶线形, 早落。花与叶同时开放, 单生或2朵并生, 花梗有稀疏短柔毛; 萼片5, 花后反折; 花瓣5, 白色或粉红色; 雄蕊多数; 心皮1。核果近球形, 直径约1.5厘米, 熟时鲜红色或橘黄色。花期4—5月, 果期5—6月。

生境: 生于荒山、山坡或沙丘边。

功效: 种仁入药。味甘、苦、辛, 性平。有润肠通便、利尿、缓下作用。主治大便燥结、小便不利。

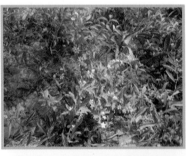
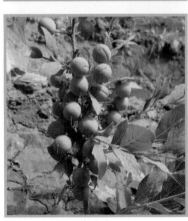
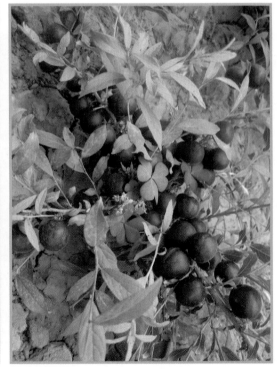

牵牛子

别名: 黑丑、白丑、二丑、喇叭花。

分类: 牵牛子 [*Pharbitis nil* (L.) Choisy] 属旋花科牵牛属。

形态: 一年生缠绕草本。茎左旋, 长2米以上, 多分枝, 被短毛。叶互生, 具长叶柄; 叶片心状卵形, 长3~6厘米, 常3裂至中部, 呈戟形, 先端急尖, 基部心形, 两面均被伏柔毛。夏季开花, 花1~3朵腋生, 小花梗极短, 总梗一般较叶柄短; 萼5深裂, 裂片条状披针形, 先端长尖, 基部被长毛, 外展; 花冠漏斗状, 形似喇叭, 蓝色、紫色或白色, 边缘5浅裂, 早晨开放, 日中渐萎; 雄蕊5枚, 不等长, 花丝基部有毛, 子房3室, 每室有2胚珠。蒴果球形, 基部有外层或反卷的宿萼; 种子3棱, 卵状。花、果期夏秋季。

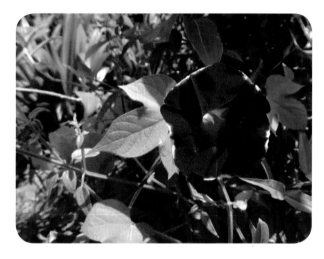

生境: 生于山野灌丛中、村边、路旁。喜气候温和、光照充足、通风适度, 耐高温酷暑。

功效: 种子入药。味苦, 性寒。利水通便, 祛痰逐饮, 消积杀虫。用于水肿胀满、二便不利、痰饮咳喘、虫积腹痛。

酸枣仁

别名: 枣仁, 酸枣核。

分类: 酸枣仁是鼠李科酸枣核属酸枣 (*Ziziphus jujuba*) 的成熟种子。

形态: 酸枣仁扁圆形或扁椭圆形, 长5~9毫米, 宽5~7毫米; 表面紫红色或紫褐色, 平滑有光泽, 有的有裂纹; 一端凹陷, 可见线性种脐, 另一端有细小突起的合点; 种皮较脆, 胚乳白色。子叶2片, 浅黄色, 富油性。花期6—7月, 果期9—10月。

生境: 多生于向阳或干燥山坡、平原、路旁。

功效: 种仁入药。味甘、酸, 性平。养心补肝, 宁心安神, 敛汗, 生津。用于虚烦不眠、惊悸多梦、体虚多汗、津伤口渴。

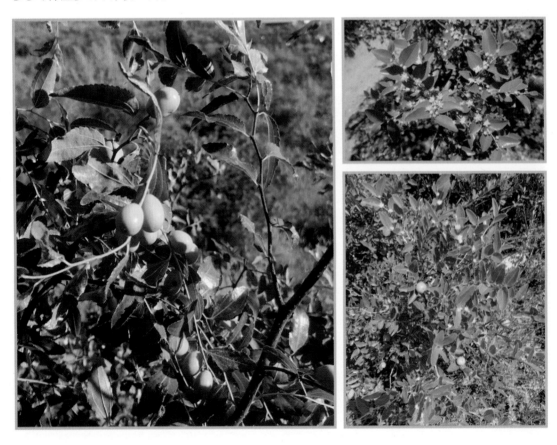

菟丝子

别名：豆寄生、无根草、黄丝、黄丝藤、无娘藤、金黄丝子。

分类：菟丝子 [*Cuscuta chinensis* Lam.] 属旋花科菟丝子属。

形态：一年生寄生草本。茎缠绕，黄色，纤细，无叶。花簇生于叶腋，苞片及小苞片鳞片状；花萼杯状，中部以下连合，裂片三角状，顶端钝；花冠白色，壶形，裂片三角状卵形，顶端锐尖或钝，向外反折，宿存；雄蕊着生花冠裂片弯缺微下处；鳞片长圆形，边缘长流苏状；子房近球形，花柱2，等长或不等长，柱头球形。蒴果球形，几乎全为宿存的花冠所包围，成熟时为整齐的周裂。种子2~4粒，淡褐色，卵形，表面粗糙。

生境：生于海拔200~3000米的田边、山坡阳处、路边灌丛或海边沙丘，通常寄生于豆科、菊科、蒺藜科等多种植物上。

功效：种子入药。味辛、甘，性平。补肾益精，养肝明目，固胎止泄。主治腰膝酸痛、遗精、消渴、淋浊、遗尿、目昏耳鸣、胎动不安、流产、泄泻。

139